给 您 的 心 灵 安 一 个 家

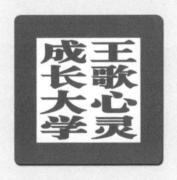

U0352634

www.wangge.vip

王歌在世界瘦身史上
四大杰出贡献

一、首次提出了瘦身不反弹方法的衡量标准。

二、总结发现了100%瘦身成功的公式。

三、独创了一套"科学瘦身不反弹"三合一心理瘦身系统"软件"。

四、把所有的瘦身方法科学划分为2类：第一类是依靠"外在"力量的瘦身方法，第二类是依靠"内在"力量的瘦身方法。

心理瘦身不反弹

⊙ 王歌/著

陕西新华出版传媒集团

陕西科学技术出版社
Shaanxi Science and Technology Press

图书在版编目（CIP）数据

心理瘦身不反弹 / 王歌著. 一西安：陕西科学技术出版社，2021.10

ISBN 978-7-5369-8192-8

I. ①心... II. ①王... III. ①减肥-方法 IV. ① R161

中国版本图书馆CIP数据核字（2021）第150472号

心理瘦身不反弹
XINLI SHOUSHEN BU FANTAN

王歌 著

责任编辑	都亚琳　孙雨来
封面设计	曾珂

出 版 者	陕西新华出版传媒集团　陕西科学技术出版社 西安市曲江新区登高路1388号陕西新华出版传媒产业大厦B座 电话（029）81205187　传真（029）81205155　邮编710061 http://www.snstp.com
发 行 者	陕西新华出版传媒集团　陕西科学技术出版社 电话（029）81205180　81206809
印　　刷	北京虎彩文化传播有限公司
规　　格	720mm×1000mm　开本 16
印　　张	10.5
字　　数	100千字
版　　次	2021年10月第1版
印　　次	2021年10月第1次印刷
书　　号	ISBN 978-7-5369-8192-8
定　　价	59.00元

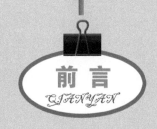
瘦身就是爱自己

瘦身就是将自己日常生活中的不良习惯逐一排除。也就是说，**瘦身就是一种生活习惯，瘦身就是一次愉快的身心灵之旅，瘦身就是和自己谈一场恋爱，瘦身就是爱自己！**

试想一下，一个人如果连自己的形象都不关心、不在乎，怎么能够证明爱自己呢？一个人如果可以任由自己的体型横向发展，怎么能够说明其对生命质量的精致追求呢？**所以说，瘦身就是爱自己。**

很多人花很多的钱来装修自己的房子（其实没有几个人会来参观你的房子），却不懂得爱自己，每天带着一副肥胖、松弛、臃肿的身材到处让别人"参观"，那样即使再有学问、再有钱、官再大，也不能显示你的高贵气质。**爱自己，就快瘦身吧！**

爱自己的人年纪一大把了，还有着和年轻人一样的身材。我们只见他们的人前风光，可没见他们爱自己的那份精心：他们几十年如一日地精选饮食、按时运动、按时入睡，自觉地不多吃半碗饭、一块肉、一块糖，不该吃的食品一口不碰。

而有的人年纪不大，却因为无知或放纵，或缺乏自我管理能力，没有意志力，管不住嘴，迈不开腿，导致自己一身疾病、皮肤粗糙、肥胖和身材丑陋，这分明是不爱自己的最明显体现。

瘦身就是爱自己，同时也是锻炼意志力的方法。其实，拒绝肥胖要做的事情很简单，就是把瘦身作为一种生活习惯，**把瘦身当成一次愉快的身心灵之旅，把瘦身当成和自己谈一场恋爱！**

按照本书中"王歌三合一心理瘦身系统"的指导进行生活，不但体重会逐渐减轻，身体会越来越健康，精神状态也会变得更加稳定，这一切都是经过许多人的实践所证明了的。

本书不但是一本瘦身的书、让身体健康的书，更是改变生活习惯、提升心灵成长、爱上自己的一本书。

如果看过这本书的读者朋友能够以此为契机，通过改变生活习惯使自己变得更美好、更幸福，那将是我莫大的荣幸。

2021年5月11日（世界防治肥胖日）

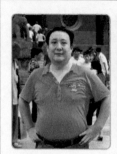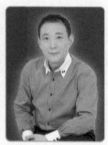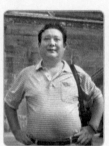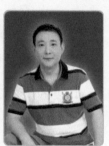

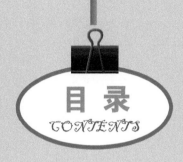

目 录
CONTENTS

1

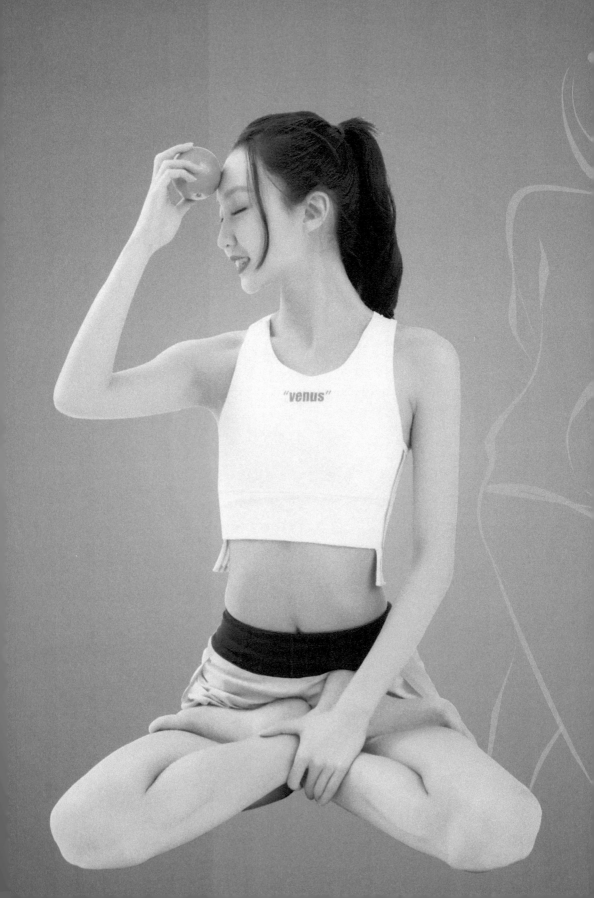

第 1 章

瘦身反弹，已成为世界难题

年年瘦身，年年发胖；年年花钱，年年失败！

钱包越来越薄，肚子越来越大，对瘦身越来越没有信心。

——王歌

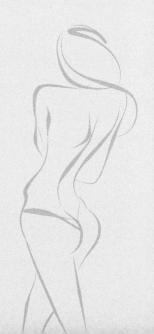

第一节

瘦身反弹，已成为世界难题

我们都知道，肥胖是人类的大敌，据了解，早在1997年，世界卫生组织就将肥胖症列为仅次于吸烟和艾滋病的第三大慢性杀手。

目前，世界各地每年有数百万人正在逐年变胖，正在经历超重对健康带来的灾难性影响。虽然每隔一段时间，都会出现一种流行的瘦身方法，但这些瘦身方法，无一例外都存在反弹或损伤身体等问题，可以说大多都是失败的。因为全世界正在瘦身的人们95%都会反弹。如何打破这个怪圈，如今已经成为困扰众多肥胖人群的世界难题。

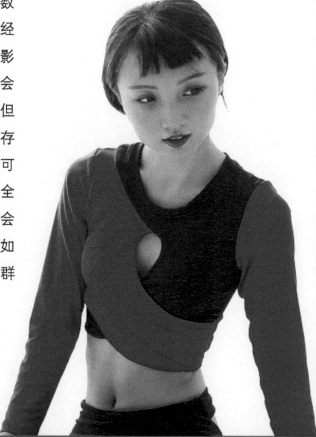

第二节

我的瘦身经历

相信所有的肥胖者都和我一样，当发现自己的身材越来越臃肿、越来越难看、越来越让自己不喜欢的时候，一定会发誓要瘦身成功。

20多岁大学毕业时，我就开始创业当老板了。为了发展事业，难免经常出去应酬吃喝，慢慢地将军肚有了，脂肪超标了，血压也高了，体重一度达到了85千克。家人看着越来越臃肿的我，很是着急。我也尝试了多种瘦身方法，可事与愿违，状况依旧，均未达到理想的瘦身目的。

当我感到失望的时候，就想自己作为一名心理学专家，何不自我研发一套成功瘦身的方法。于是，就有了"王歌三合一心理瘦身系统"。后来我按照自己研究的心理瘦身系统，不但成功减重20多千克，而且这10多年来从来没有反弹过，一直保持着健美而匀称的身材。

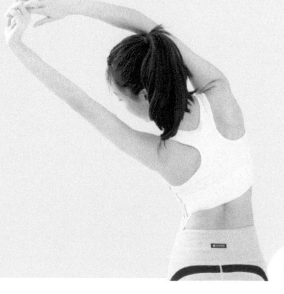

第三节

我的深思

一、瘦身的恶性循环 ——年年瘦身，年年发胖

我深思的第一个问题，就是这么多年很多肥胖者**年年瘦身，年年发胖；年年花钱，年年失败，而且是钱包越来越薄，肚子越来越大，对瘦身越来越没有信心，进入了一个恶性循环状态。**你是否也经常发出这样的感慨呢？

很多胖友在一起交流的时候经常会说，为了瘦身真想雇一个私人教练，每天监督自己，甚至拿鞭子抽打着让我们每天多运动锻炼一次，骂着让我们少吃一点儿。**经过这么多年风风雨雨亲身实践之后，我才切实地认识到，瘦身其实没有所谓的捷径！**

二、发誓瘦身，结果却成为试验品

我深思的第二个问题，就是作为肥胖者，刚开始每个人都发誓要瘦身成功，但过了一段时间后突然发现，自己不知不觉地竟然成了社会上众多瘦身产品和瘦身方法的试验品。也就是说，肥胖者只要发现一个瘦身的方法，不管是真是假，也不管是否有效，就想去试一试，结果是没有一个方法能让

我们发自内心地喊出来："这才是真正的、正确的健康瘦身方法。"

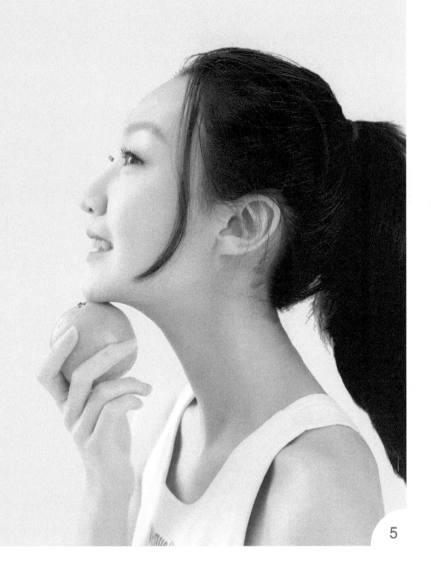

三、现在的瘦身方法几乎都是不靠谱的

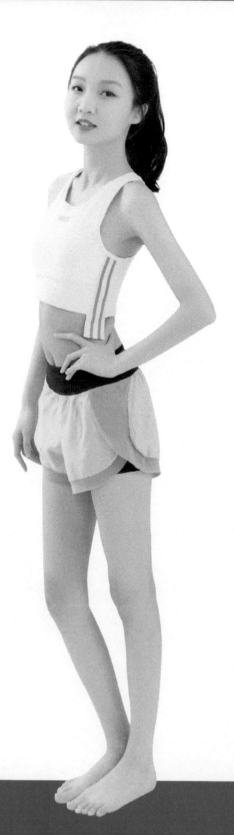

　　我深思的第三点，就是这几年的瘦身经历中，除了吸脂手术外，我尝试了近20种瘦身方法，花费了大量的心血、时间和金钱，结果均以失败而告终。作为一名心理学专家，**最后差点得了瘦身心理恐惧症**。由此我再也不相信社会上任何瘦身的方法，**甚至有一段时间拒绝瘦身**，这是多么可怕的影响。相信你一定和我一样，也有讲不完的瘦身失败经历，从而不管再听到什么瘦身方法，一般也不会轻易相信了。因为每隔一段时间，社会上都会流行一种新的瘦身方法，**而且可以说无一例外都是会反弹的**，或者是对身体有伤害的。

四、什么时候才能找到"神奇的瘦身汤"

前几年有一首名为《求佛》的歌曲很流行，歌词是这样写的："**当月光洒在我的脸上，我想我就快变了模样。有一种叫作撕心裂肺的汤，喝了它有神奇的力量。我在佛前苦苦求了几千年，希望可以感动上天。**"

这段歌词刚好表达了胖友们内心的呐喊：每天都在做梦，希望梦里能找到一种**"神奇的瘦身汤"**。但是，我们从来没有找到过。正像歌词所讲的，全天下的肥胖者们都"希望可以感动上天"，只要能让我们找到一种真正健康的瘦身方法。

没错！**"什么时候才能感动上天，找到这种神奇的瘦身汤？"** 这是胖友们发自内心的呐喊！希望从此让我们不再"年年瘦身，年年发胖；年年花钱，年年失败"；让天下的胖友们不再"钱包越来越薄，肚子越来越大，对瘦身越来越没有信心"！

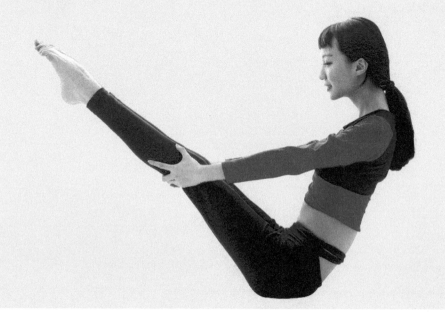

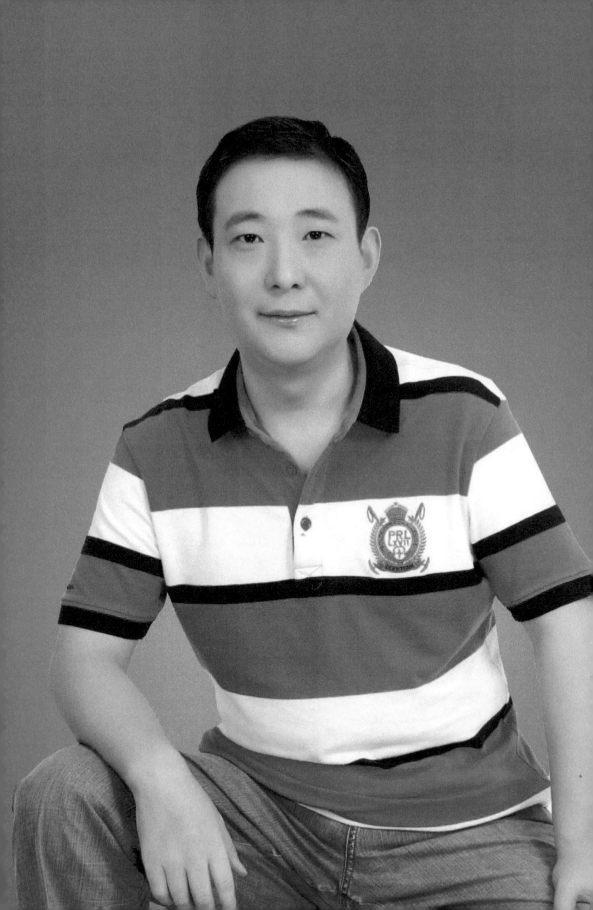

第 ② 章

什么才是真正的瘦身方法

　　目前世界上流行的瘦身方法多而繁杂，我把它们科学地划分为 2 类：第一类是依靠"外在"力量的瘦身方法，第二类是依靠"内在"力量的瘦身方法。

——王歌

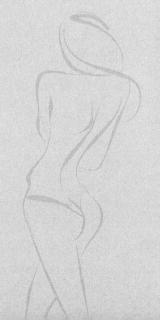

那么，什么才是真正的瘦身方法呢？经过多年的调查研究，我发现目前市场上的瘦身方法虽然很多，但不管有多少种，我把它们科学地划分为2类：**第一类是依靠"外在"力量的瘦身方法，第二类是依靠"内在"力量的瘦身方法。目前其他专家还没有这样划分过。**

第一节

依靠"外在"力量的瘦身方法

一、"外在"力量的瘦身方法分类

哪些属于依靠外在力量的瘦身方法呢？

第一类：药物类瘦身。包含瘦身药瘦身、中药瘦身等。第二类：中医类瘦身。包含针灸瘦身、拔罐瘦身、熏蒸瘦身、推拿瘦身、刮痧瘦身、埋线瘦身等。第三类：手术类瘦身。包含吸脂瘦身、切胃瘦身等。第四类：产品类瘦身。包含穿瘦身衣瘦身、包保鲜膜瘦身、仪器瘦身、涂抹瘦身产品瘦身、贴瘦身贴瘦身等。第五类：代餐类瘦身。包含食用像奶昔、蛋白粉、压缩饼干、代餐粉等代餐瘦身。

那么，为什么说这些方法是依靠外在力量的瘦身方法呢？**首先，这些方法都是被动的瘦身方法。**例如喝代餐粉瘦身方法，胖人们都想着，只要把代餐粉一喝，就能自动瘦身了；再比如说按摩瘦身方法，胖人们想着，只要躺在那里，不用运动仅靠别人按摩就能瘦身了……其次，**这些瘦身方法都属于通过"外在"的力量帮助瘦身，而不是靠自身的"内在"力量来瘦身。**

二、"外在"力量瘦身方法的弊端

（一）解决不了瘦身的根本性问题

先不说这些依靠"外在"力量的瘦身方法中很多都是对身体有危害的，即使有些瘦身方法没有危害，**也解决不了瘦身后又反弹的根本性问题。**

（二）一旦停止马上反弹

正因为这些瘦身方法是依靠外在的力量，而不是依靠内在的力量，所以一旦停止便会马上反弹。看看这些方法，不管是药物，还是针灸按摩、穿瘦身衣、喝代餐粉，等等，大多都是在坚持阶段有一定效果，而当难以坚持或者无法持续时，则很快会反弹回去。

（三）价格贵，花钱多

依靠外在力量的瘦身方法，一般都是价格比较昂贵、花钱比较多的，而且要不断地重复购买，对于一般工薪阶层或者生活压力比较大的胖友们来说，难以长期坚持。

（四）你愿意一辈子花钱来瘦身吗？

最重要的是这些瘦身方法你愿意用一辈子吗？也就是说，你愿意吃一辈子**代餐粉**吗？你愿意穿一辈子**瘦身衣**吗？你愿意喝一辈子**瘦身药**吗？你愿意一辈子做**吸脂手术**吗？更现实点说，**你愿意一辈子花钱来瘦身吗？** 也就是前面所讲的，你愿意"年年瘦身，年年花钱，年年反弹"吗？

所以，这就是为什么世界上95%的瘦身方法**都反弹的根本原因，因为这些方法都没有解决瘦身的根本性问题**。如果心态没变，如果不依靠内在力量去瘦身，无论使用什么瘦身方法，都无异于竹篮打水——一场空。

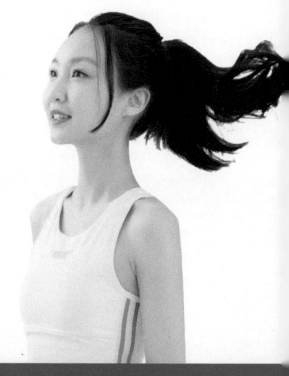

第二节

依靠"内在"力量的瘦身方法

哪些属于依靠内在力量的瘦身方法呢？**"食谱类瘦身、运动类瘦身"**就是。它们也属于真正健康的瘦身方法。可是，既然食谱类瘦身、运动类瘦身是依靠内在力量的瘦身方法，**也是天然的、健康的瘦身方法**，为什么很多肥胖者还是会瘦身失败呢？

一、太麻烦

按照瘦身食谱吃饭吧，要天天计算卡路里，有时候瘦身食谱搭配的食材也难买，太复杂，太麻烦了；每天早上跑步运动吧，运动完必须先回家洗澡换衣服然后才能去上班，也很麻烦，很多人坚持一两个月就半途而废了。

二、浪费时间

因为每天要抽出1~2小时运动锻炼，一日三餐还要按瘦身食谱搭配烹饪饮食，这样会花费很多时间，慢慢地就会失去信心，以至于放弃。

三、很单调

　　运动类瘦身容易使人感到非常单调乏味和孤独。像跑步、健身、跳绳、游泳等，如果没有朋友或家人陪伴，自己一个人去运动锻炼，时间长了就会觉得孤独无聊，很难坚持下去。当然，如果有好朋友或家人陪伴也可以，但另一个问题又来了，就是经常会因时间难协调而发生矛盾，即当家人有时间锻炼的时候，你没有时间，而当你有时间锻炼的时候，人家又不能保证时间，所以也很难坚持。

四、难坚持

　　这点很关键，即使**"食谱类瘦身、运动类瘦身"**这2类方法是最健康正确的瘦身方法，一般人坚持半年或1年还可以，**但是要长期坚持却很难**。即使是很优秀很有毅力的人，对食谱类瘦身最多也就坚持一两年，对运动类瘦身最多也只能坚持三五年。即使像运动员那样从十五六岁开始锻炼一直到退役，锻炼了几十年身材都很好，但一退役很多运动员也都发福了。所以，哪怕是运动员能坚持几十年运动，也不能保证一辈子一劳永逸。

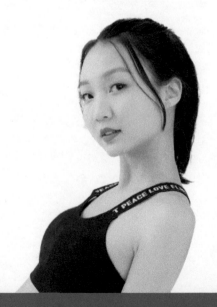

第三节

什么才是真正的瘦身方法

依靠内在力量的瘦身方法是健康的、正确的，但如果还是未能成功瘦身，**还是不能一直坚持下去，我想也许这还不是真正的瘦身方法吧。**在我的瘦身历程中，每次开始各种运动瘦身或食谱搭配瘦身的时候，我都会问自己："现在这项运动或食谱搭配，可以一辈子坚持做下去吗？"**如果对这个问题无法肯定地回答"是"，那么这个方法就不是最佳的！**

什么才是真正不反弹的瘦身方法呢？我一直在研究。如果真有一种瘦身方法是依靠内在的力量，并且也能让你一直坚持，**那一定是世界上最好的、最健康的瘦身方法。**也就是说，真正的、健康的瘦身方法首先要符合以下2个关键因素：第一，它必须是依靠内在的力量；第二，**这种方法必须能坚持一辈子。**只有符合这2点，才是真正健康的瘦身不反弹的正确方法，我们也才能放心地去运用它达到瘦身的目的。

到此，我才真正感悟到，其实世界上没有所谓的捷径可以达到真正成功瘦身又不反弹。**要堪称世界上真正的、健康的、不反弹的瘦身方法，必须满足以下几条：**

一、要依靠"内在"的力量

为什么要依靠内在的力量？前文已讲到，因为依靠外在力量的瘦身方法是不靠谱的，不能解决人类瘦身的根本性问题。

二、要简便

虽然是依靠内在力量的瘦身方法，但也要简单便捷，不能太复杂、太麻烦。因为如果太复杂、太麻烦，很难长期坚持下来。例如，不需要天天计算热量，也不用每天换运动服和运动后洗澡，更不需要别人陪同等。

三、不太花费时间

这是瘦身的时间成本条件。不能太花费时间，就是说最好每天不用抽出专门的时间来进行饮食搭配或运动锻炼，这样就不会耽误正常的工作和生活，投入的时间成本也就会少一些。

心理学研究显示，如果专门抽出时间来瘦身，也就是为瘦身而瘦身，人很容易烦躁，反而很难坚持下去，**我认为，最好的方法是"不为瘦身而瘦身"，这样关注的焦点不在瘦身上，反而容易坚持下去而且能成功瘦身。**

四、能长期坚持

这里指的能长期坚持，就是说有一天当我们老了的时候，**当我们到了七八十岁的时候还一样能坚持做到，这才算真正能坚持一辈子的瘦身方法。**

所以，只有满足这4个条件的瘦身方法，才是真正健康又不反弹的瘦身方法，才可以说是世界上真正的、最好的瘦身方法。这么多年来，我一直在苦苦思索、研究并追问：**这种瘦身方法世界上有吗？如果有，为什么现在还没有出现呢？**

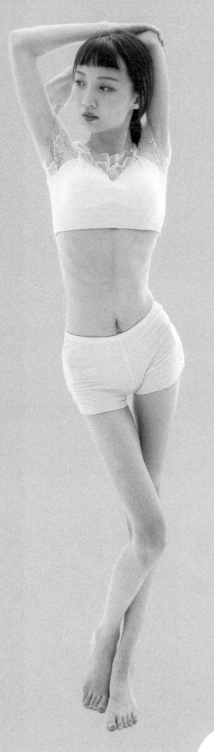

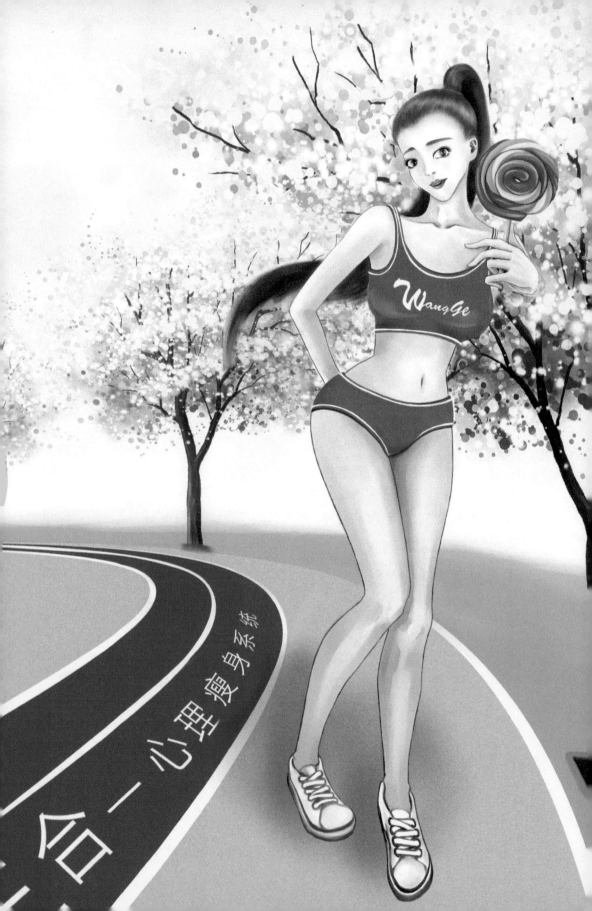

第 3 章

不反弹的瘦身方法来啦

　　"王歌三合一心理瘦身系统"从根本上解决了瘦身反弹的难题，治标又治本。

　　　　　　　　　　　　——王歌

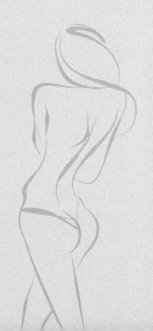

第一节

只要改变生活习惯就能瘦身不反弹

任何瘦身方法的核心，都离不开少吃饭、多运动这两大基石。也就是说，只有控制饮食管住嘴、适当运动迈开腿，才是科学瘦身的真经，才是真正健康瘦身的不二法门。那么，怎样才能做到呢？

你是否经常会发现，**很多身材苗条的朋友其实饭量也不小，运动量也不大，为什么就吃不胖**？而那些身材肥胖的人，感觉和瘦人的饭量也差不多，甚至有时候可能比瘦人运动量还大，为什么还是发胖呢？

经过多年潜心研究，我发现原来胖人和瘦人最大的区别就是，胖人具有那些使人发胖的不良习惯，而身材苗条的人大多没有这些不良习惯。其结论是：**只要改变让人发胖的生活习惯，就能瘦身，而且永不反弹。**

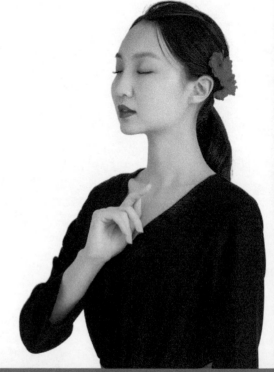

第二节

改变生活习惯只能从心理学入手

那么，怎样改变使人发胖的生活习惯呢？**答案是：从心理学入手**。大多数肥胖者瘦身失败，可以说都是输在了心理这一关上。因为大部分的瘦身方法，都是要求运用意志力的方法，但是人的意志在本能面前是不堪一击的。**而心理瘦身与众不同的地方就在于，是从潜意识的层面着手。**

瘦身不仅仅是控制体重，心理因素也有很大的作用。如果心理这一关没过去，当遇到挫折的时候，就很容易前功尽弃，甚至会导致全面崩盘。所以，瘦身看上去似乎很简单，只要改变不良的生活习惯，少吃多动就行了，其实并没有想象中那么容易，而是需要付出极大努力的。要想把这困难的过程变得容易接受和坚持，就需要从心理上去干预。

更重要的是，要发自内心地、有百分百的意愿去改变自己。只要想法变了，行动就会改变；行动改变了，生活习惯就会改变；生活习惯改变了，瘦身便是轻而易举的事情。

第三节

"王歌三合一心理瘦身系统"应运而生

一、王歌三合一心理瘦身系统

"王歌三合一心理瘦身系统"是经过多年潜心探究和亲身实践，结合中国人的生活习惯，把心理学、禅修、催眠术、辟谷术、教练技术、食疗养生、有氧运动、系统管理等众多传统文化科学知识与技术融于一体，研发出的一套"科学瘦身不反弹"的整体解决方案和一站式服务系统，共由"三大系统"和"九大模块"组成。该系统已获得国家版权局颁发的"作品登记证书"，见下图。

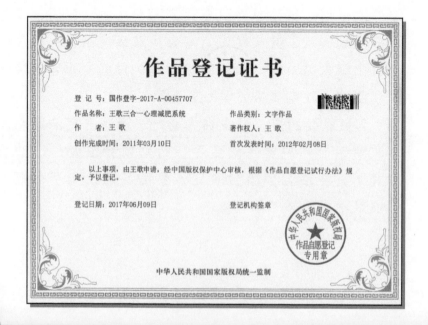

作品登记证书

登 记 号：国作登字-2017-A-00457707
作品名称：王歌三合一心理减肥系统　　作品类别：文字作品
作　　者：王歌　　　　　　　　　　著作权人：王歌
创作完成时间：2011年03月10日　　首次发表时间：2012年02月08日

以上事项，由王歌申请，经中国版权保护中心审核，根据《作品自愿登记试行办法》规定，予以登记。

登记日期：2017年06月09日　　　　登记机构签章

中华人民共和国国家版权局统一监制

二、"王歌三合一心理瘦身系统"架构

第一，理论系统：改变心理＋改变饮食＋改变运动；

第二，技术系统：心理清理＋催眠强化＋团队干预；

第三，实战系统：个人行动＋胖友互助＋团队支持。

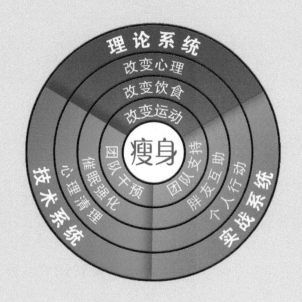

"王歌三合一心理瘦身系统"，就是为客户提供"科学瘦身不反弹"整体解决方案和一站式服务的系统。其由"三大系统"组合在一起，每个系统又由"三大模块"构成，故称为"三合"；"一"就是**"三大系统"**和**"九大模块"**都是为"瘦身"这一个目标而服务的；而这些系统和模块，又都是根据心理学原理设计出来的，因此称之为"王歌三合一心理瘦身系统"，简称**"王歌心理瘦身系统"**。

第四节

"王歌三合一心理瘦身系统" 创造了什么奇迹

一、从根本上解决了瘦身反弹的难题

"王歌三合一心理瘦身系统"区别于你所了解的其他任何一种瘦身方法，**其核心就是，帮助人们彻底改变使人发胖的生活习惯，打造一种全新的科学健康的生活方式，治标又治本。**它从根本上解决了瘦身经常反弹的难题，把瘦身当成一种生活习惯，才会永不反弹。

根据心理学研究，专门抽出时间来瘦身，也就是为瘦身而瘦身，很难坚持下去，与此相对应，**最好的方法是"不为瘦身而瘦身"**。"王歌三合一心理瘦身系统"就是可以正常地吃饭、正常地睡觉、正常地走路、正常地生活，其焦点不集中在瘦身上，是很容易坚持下去而且能成功瘦身的。

业内专家认为，**"王歌三合一心理瘦身系统"**的创立，大大地推进了瘦身行业的发展，开创了心理行业发展又一个新的里程碑，**必将给中国瘦身行业带来一股强劲的旋风，给国民的健康思维带来一次全新的洗礼。**

二、三步走，打造科学瘦身不反弹体系

（一）清除体内垃圾毒素和负能量，身心变得清爽舒畅

很多人认为肥胖是体内脂肪堆积造成的，事实上肥胖者体内有比脂肪更有害的物质，那就是垃圾毒素和负能量。如果血管和器官内淤积很多**垃圾毒素和负能量**，将阻碍血液循环和新陈代谢，进而引发肥胖。**所以，瘦身的第一道关不是消除体内脂肪，而是排除体内垃圾毒素，清理你的负能量。**

通过"王歌三合一心理瘦身系统"整体解决方案，彻底清除体内的垃圾毒素和负能量后，**不但能减轻体重，更重要的是身心会变得清爽舒畅。**

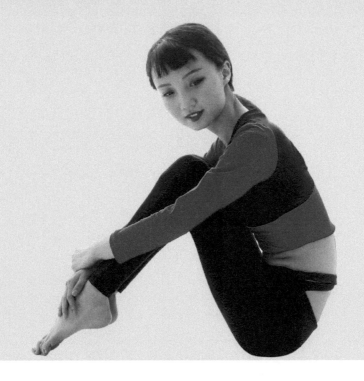

（二）改变旧的生活习惯，打造全新健康体质

清除体内垃圾毒素和负能量后，净化过的身体会自然拒绝过咸和油腻的食物，通过改善旧的不良生活习惯来改变体质，味觉就会发生改变。**如果味觉发生改变，自然就会喜欢对身体有利的食物，从而不会因吃不到想吃的食物而引发欲求不满现象。**对身体有害的食物，身体会自己拒绝，有利于保持合理饮食，再加上有效的运动，瘦身就不会反弹。

（三）保持新的健康生活习惯，造就全新的健康生活方式

当身体通过第一、第二环节到达第三环节后，过去那种使人发胖的生活习惯将一去不复返，此时要做的就是保持新的健康生活习惯。因为良好的新的健康生活习惯，使身体生理结构本身发生了根本性改变。彻底清除体内垃圾毒素和负能量后，皮肤变得干净光洁；味觉发生改变后，食欲就会健康有度，如此，身材也会越来越苗条漂亮。

一句话，"王歌三合一心理瘦身系统"会让你感觉到瘦身不再是一场艰巨的旷日持久战，**而是一种全新的健康生活方式。**

第五节

"王歌三合一心理瘦身系统"的十大好处

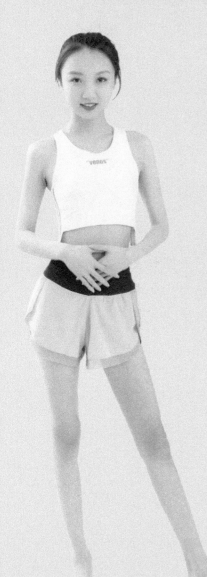

一、不是依靠外在力量的方法

也就是不吃瘦身药、不吃代餐品、不按摩、不扎针、不穿瘦身衣、不用瘦身仪器等，一切需要外在力量的方法都不用。

二、简便而不麻烦

就是不用天天计算热量、不用按瘦身食谱做饭吃饭、不用去健身房运动、不用天天去户外跑步等。

三、不费时间

就是既不用抽出专门的时间来对饮食进行搭配，又不用抽出专门的时间跑步、练瑜伽等。

四、能长期坚持

正因为简便而不麻烦，可随时随地地运动，即使到七八十岁也比较容易做到，所以能长期坚持。

五、不反弹

正因为容易做到，可以长期坚持，养成了良好的健康生活习惯，所以不反弹，治标又治本。

六、无任何副作用

因为不是依靠那些具有各种潜在风险，吃瘦身药、代餐品，以及穿瘦身衣、针灸按摩等瘦身方法来瘦身，**就是正常地吃饭、正常地睡觉、正常地走路、正常地生活**，所以没有任何副作用。

七、不用年年花钱

因为是科学瘦身的整体解决方案技术，所以费用低，不用年年花钱来瘦身。

八、养成健康的生活习惯

在成功瘦身的同时，系统会帮肥胖者彻底改变使自己发胖的旧的生活习惯，养成健康的生活习惯，打造一种全新的健康生活方式。

九、是一次身心灵的洗礼

为了帮助更多的人获得幸福快乐，在用"王歌三合一心理瘦身系统"实施瘦身计划的同时，还可以通过学习王歌"心灵成长"系列课程，达到身心俱修的效果。

所以本方案是纯绿色的瘦身过程，更是一次身心灵的洗礼。

十、契合中国人的瘦身需要

现在社会上流行的很多瘦身方法都是国外研发的，基本不适合中国肥胖者使用。而"王歌三合一心理瘦身系统"是主要针对中国肥胖人群的特点，结合中国人的生活习惯而专门研发的一套科学瘦身方案。

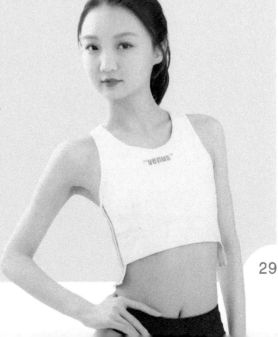

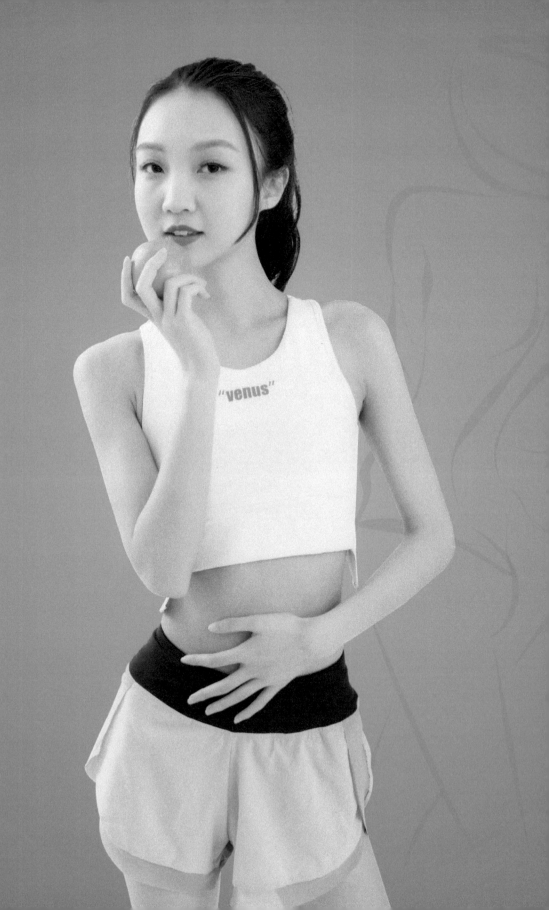

第 4 章

你真的想瘦身吗

> 不能坚持6个月以上的瘦身行动，都是毫无意义的。
>
> ——王歌

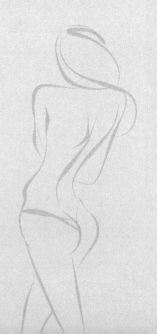

第一节

你有多胖

一、肥胖可分为2大类

（一）单纯性肥胖

也叫外源性肥胖或过食性肥胖，是由肥胖者过食、运动不足、肥胖遗传体质等因素引起的，占肥胖人群的绝大多数。

（二）继发性肥胖

也叫内源性肥胖或病理性肥胖，是由肥胖者代谢异常、内分泌异常、脑疾患、药物等因素引起的，占肥胖人群的2.5%左右。

"王歌三合一心理瘦身系统"主要针对"单纯性肥胖"人群设计。

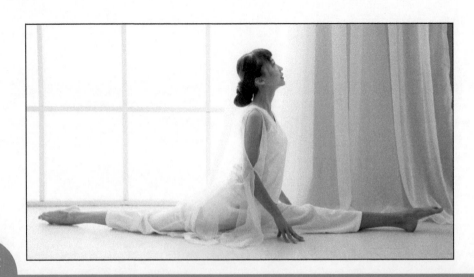

二、体重标准

标准体重是反映和衡量一个人健康状况的重要标准之一。

世界卫生组织公布的标准体重计算公式如下（仅供读者参考）：

男性：【身高（厘米）−80】×70％＝标准体重（千克）

女性：【身高（厘米）−70】×60％＝标准体重（千克）

体重百分比	所代表的意义
大于 20％	肥胖
大于 10％~20％	超重
正负 10％	正常
小于 10％~20％	过轻
小于 20％	瘦弱

由此可知，体重大于10％~20％者，为超重人群；体重大于20％者，则为肥胖人群。

超重人群，乃至肥胖人群，若瘦身成功后，体重浮动1.5~2千克是正常现象。如体重浮动超过2千克，就要注意自己的饮食了。

第二节

瘦身，你准备好了吗

一、找出发胖的原因

为什么会发胖？是经常吃得太饱、生活作息不规律，还是缺乏运动？弄清楚问题出在哪里，才能更好地解决。对照下面的每一个问题仔细反省，就能发现你还没有意识到却已经存在的问题。

（一）饮食问题

1. 做饭的时候，总是充裕地多做一些
2. 吃饭速度很快
3. 喜欢吃西餐等油腻的食物
4. 喜欢刺激性的、油腻的食物
5. 经常用快餐食品代替正餐
6. 晚上睡觉前，常常吃夜宵
7. 身边总是备有饼干等零食
8. 眼前只要有吃的就不断地吃
9. 心情不好的时候靠吃东西来排解
10. 休假、旅行、节日后，体重增加
11. 饭后因为吃得太多而后悔
12. 虽然之前吃了食物，到了吃饭时间还是会吃
13. 到电影院时，即使不饿也会买爆米花或其他小吃

14. 先吃再说，吃后再开始瘦身

15. 不吃完多可惜，只多吃一口没关系

16. 吃自助餐必须吃到撑才停止

（二）运动问题

1. 大部分时间坐着工作

2. 躺着或坐着看电视、上网

3. 自己开车，家、学校、公司的距离很近

4. 回到家基本不出门，坐、卧休息

5. 在外就餐或叫外卖

6. 和朋友见面后，马上吃饭

7. 周末在家坐着不动或睡觉

8. 没时间运动或不运动

9. 经常穿高跟鞋、皮鞋，走路很费力

二、彻底地审视自己

以上任何一个问题都会促使你仔细地去回顾自己生活中的具体细节，在回答问题的同时也就完成了一次对自身的客观审视，从而进一步清楚地了解哪些习惯阻碍了自己的健康发展，哪些又是良好的、能够帮助自己的习惯。

第三节

影响瘦身成败的心理原因

一、矛盾心理

瘦身往往是通过生活习惯的改变来实现的，大部分人所追求的瘦身，换句话说，其实就是一种对更健康积极的生活方式的选择。但是，这种想要变得更积极的改变，却不是一件容易的事情。因为改变这件事情本身往往会引发一个人内心2种互相矛盾的情绪：**人们往往是既渴望改变，却又害怕改变**。这2种相对立的情绪同时存在于个体身上的现象，在心理学上被称为"矛盾心理"。

瘦身也是一样的。**对于要改变生活习惯的人来说既充满着期待，同时又伴随着负担和痛苦的感觉**。为了瘦身，越来越多的人感到负担和痛苦、困难，既要减少食量，又要控制饮食，光这一点就容易让人产生挫折感，加上还要进行有规律的持续运动，很多人想想就觉得可怕，还没开始就已经放弃的也是大有人在。先不说个人的意志力是强还是弱，要抛弃已经习以为常的生活习惯，去接受一个全新的挑战，本身就是一件十分困难的事情。

与很多肥胖者约谈，例如为什么你瘦身到一半会放弃呢？为什么有的人能够坚持而成功瘦身呢？……。调查结果显示：

瘦身一半而放弃的人，大多都是想瘦身，但因为瘦身太麻烦太痛苦，自己又认为减与不减无所谓而放弃。而能坚持最终瘦身成功的人，大多都是因为患有"三高"，不减不行，或者是找对象比较困难等。笔者深刻地意识到，**一个人之所以能够改变，首先一定是他（她）透彻地体会到自己为什么一定要改变，这一点是非常重要的。**如果自己不能清楚地意识到为什么一定要去改变，那么改变的动机和动力就会显得非常薄弱，往往导致一事无成。相反，如果对于改变有明确的动机、坚定的意愿，往往很快就能看到变化。

从这个逻辑来说，要想成功瘦身，一定要先从心理上好好地找到瘦身的动机。相反，如果心理关没过去，当遇到一点点挫折的时候，是很容易前功尽弃的，甚至导致全线崩盘，生活一团糟。

二、不能坚持、找借口

所谓瘦身，实质上意味着要从根本上去改变一个人的生活习惯，调整其饮食结构，使其适当地保持饥饿感，并坚持有规律的运动。要达到这个目的，需要付出极大的努力。即：要想把这个困难的过程变得更容易，就需要从心理上去控制。

大部分瘦身失败的案例都可以说是输在了心理这一关上。"我一定是意志力太差！""我为什么就不能吃想吃的食物呢？""瘦身一定要这样吗？"等等。常见的理由其实都是在试图找借口。**而有了一个借口，往往就会有一系列的借口。**

当这个借口越来越站不住脚的时候，就会不加选择地制造更多的借口。

在借口越来越多的同时，追求成长和美好事物的欲望就被逐渐吞噬了，因为当你发现自己陷入困境时，就会不自觉地启动防御机制，那么，你那些"歪理"就会变得越来越理所当然、根深蒂固。如何才能改变呢？答案就是：当你一旦发现自己在找各种借口时，必须有一种"大吃一惊"的反应。

面对各种各样的借口，如放弃了对饮食的控制，偷懒不做运动，放任身材发福等时，首先要拿出直面的勇气。本可成为世界上独一无二的那个完美的你，有着充分受人喜爱的资格的你，因为各种借口被放任自流，无情地抛弃了。意识到这一切的时候，难道你不会觉得诧异吗？只有你深刻地意识到这是一种多么匪夷所思的行为，你才会更快地改变。只有从根本上改变自己的想法，不再替自己狡辩，瘦身才会变得容易许多。

三、瘦身的意愿度不高

经走访座谈和问卷调查，例如影视明星为什么能瘦身成功，而我们普通人为什么不太容易瘦身成功等，**结果显示：失败的原因不是瘦身目标大，而是达不成目标的痛苦程度不够大。痛苦程度越严重，完成目标的效果越好。**也就是说心理矛盾、找借口等这些因素的背后，关键都是因为心理上想瘦身的意愿（瘦身动机）强度不够，因而瘦身失败。

　　因此，瘦身是决心而不是找借口，只有拥有强烈的意愿和决心才能最终瘦身成功。我本人就是通过这种方法减掉了20多千克的体重，并且10多年来没有出现过反弹。

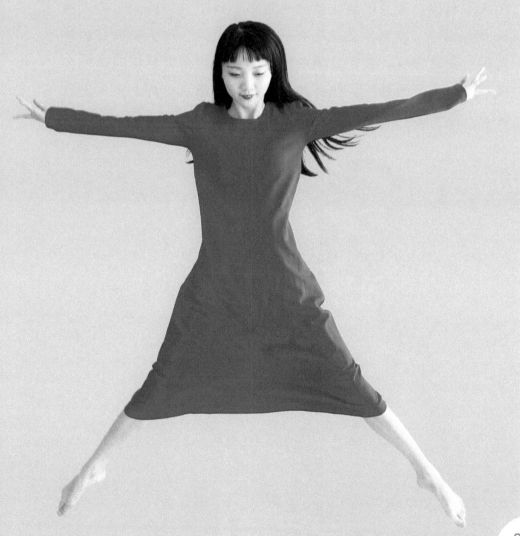

第四节

给自己一个瘦身的理由

　　自己为什么要瘦身？瘦身会有什么好处呢？"瘦身动机"如果不明确，瘦身的动力就会比较小，就不能坚持到最后。如果有人问："你为什么觉得有必要瘦身呢？"你会有很好的答案吗？要想瘦身，**首先要明白自己为何要瘦身？目标明确就会自然地产生"干劲"，瘦身的意识也会提高。**这样一来，无论是谁，都一定可以瘦下来。

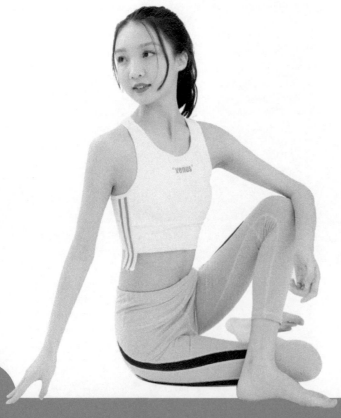

一、给自己一个瘦身的理由

你想要摆脱肥胖的理由是什么，就是你的瘦身动机。**瘦身的理由越多，瘦身的决心就越坚定**。认真地想一想，把自己想瘦身的理由一条条记下来，怎么样？如果你已经做好准备，打算重拾身材苗条的梦想，那就从现在开始吧！

我瘦身的理由（写得越多、越详细越好）：
1. 为了穿漂亮的衣服
2. 为了自信地走上街头
3. 为了讨男（女）朋友的欢心
4. 为了找回自信
5. 为了找个好工作
……

瘦身，可以冲破自己命运的枷锁；

瘦身，可以增加自己的自信；

瘦身，可以证明自己的能力和价值；
……
无论理由是什么，你一定是下决心瘦身的人。

二、达到减重目标后，给你带来的好处是什么？

如果你苗条了，会获得什么好处；当你的瘦身计划达到了自己的目标时，那么半年、一年后，瘦身成功会带给你怎样的变化？快找回你瘦身后的美丽和自信吧！

我瘦身后，给我带来的好处（**写得越多、越详细越好**）：

1. 身体更加吸引人
2. 原来的漂亮衣服都能穿了
3. 健康状况改善了
4. 就业机会增加，社交改善了
5. 自尊和自信增加了
6. 结识到了帅哥（美女）

……

想到这些，你是不是特别激动呢？

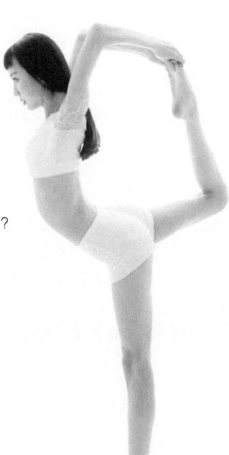

三、如果没有完成目标，坏的结果是什么？

请你写下来（写得越多、越详细越好）：

1.会缩短寿命

2.易患各种心血管疾患

3.高血压发病率高

4.不好找工作

5.令自己失去自信心

6.性欲降低，影响性生活

7.不好找对象

8.不能穿漂亮的衣服

......

怎么样，想到这些坏的结果，你有什么想法呢？

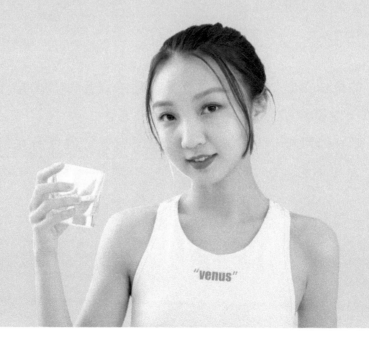

第五节

你真的想瘦身吗

你真的想瘦身吗？

瘦身成功的第一要素是 100% 瘦身意愿、决心。

你愿意付出一切的决心，排除万难，坚持到底，全力以赴吗？

你真想瘦身吗？

为了达成你的瘦身目标，你愿意做哪些改变（饮食、运动、习惯……）？

请你写下来（**写得越多、越详细越好**）：

1. 饮食改变

2. 运动改变

3. 生活习惯改变

……

如果你这么做，一定会瘦身成功的。因为，如果一个人真想做一件事，那他（她）就一定会做成。

赶快行动吧！马上按照"王歌三合一心理瘦身系统"的指导，重启你的人生计划！

第六节

给自己签一份瘦身合同
——瘦身承诺宣言书

你准备好了吗？从今天起，你要开始新的生活，请你写下自己的目标。写下目标就是写下宣言，就是一个对自己的承诺，也是给自己签订的瘦身协议，在 3 个月、6 个月、12 个月里去完成自己一直想做但却没有做的事情，挑战自己，实现人生价值。

每天都要大声宣读"瘦身承诺宣言书"（见 P46），把其中所有正面的信息化作阳光、空气、雨露，去灌溉你的心田，在你潜意识的土壤中培植美丽的树苗与鲜花。

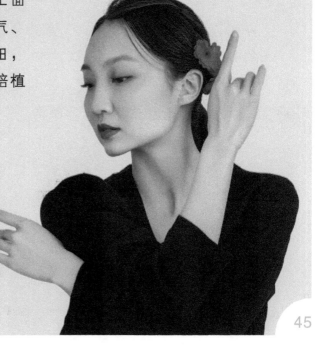

给自己的"瘦身承诺宣言书"

我，现在体重＿＿＿＿千克：

承诺从＿＿＿＿年＿＿月＿＿日到＿＿＿＿年＿＿月＿＿日，坚决达成我的瘦身目标＿＿千克。

承诺一，为了达成瘦身目标，从今天起，我将开始新的生活，无论我生命中出现什么风雨，我都会以锲而不舍的精神勇往直前。为了拥有健康的身体，我愿意改变自己，为健康付诸一切行动！

承诺二，从今天开始，我一定要改变吃饭习惯，坚决按照"王歌76210瘦身密码""王歌100%瘦身成功公式""王歌吃饭六步圣经"方法去做，养成良好的生活习惯。我不在乎亲人朋友同事怎么议论我，我一定要坚持、坚持，直到成为习惯。

承诺三，从今天开始，我一定要改变运动习惯，每天坚持走路上、下班，步行1万步以上，爬4次楼梯。我一定会锲而不舍，坚持随时随地运动，直到成为习惯。

承诺四，我知道如果我不付诸行动，以上的承诺将毫无意义。所以我现在就付诸行动、立即行动。我知道当我付诸行动后，奇迹就会在我身上发生。我会越来越自信，越来越爱自己！我非常相信在王歌导师的帮助下，我一定会瘦身成功，一定会成功！所以，我现在就要付诸行动、付诸行动！

承诺五，如果我达成每一次的瘦身目标，我将奖励自己__ _____。

承诺六，如果没有达成我的瘦身目标，我将惩罚自己 ____ _____。

以上承诺，我一定会坚持到底，永不放弃。**从今天起，请家人、朋友监督我的行动！**

承诺人签名：_____

承诺日期：_____年__月__日

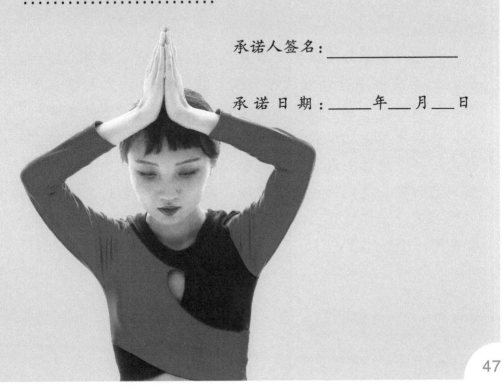

第七节

公布你的"瘦身承诺宣言书"

观察那些瘦身成功的人，会发现一个共同点，**就是他们总是对周围的人大声地宣布他们的瘦身计划和目标。**那些积极的人在自己的约定无法达成时，习惯听取周围人的意见，并且进行自我反省，从而更好地去执行既定路线。如果能够坦诚地接受批评，瘦身成功也就指日可待了。公布"瘦身承诺宣言书"有以下几点好处。

一、监督的力量

因为没有压力就很容易放弃，所以在制定了瘦身计划之后，一定要将瘦身计划公布出来，告诉身边的家人或者朋友，让他们知道你要瘦身，就像公司上市之前都要做宣传一样，你的瘦身计划也要"上市"，也需要赢得别人的支持。此外，将瘦身计划告诉身边的家人或者朋友，当你产生放弃念头的时候，他们就可以提醒你，帮助你一起渡过考验意志力的难关；在你想要偷懒的时候，他们还可以在旁边监督你正常完成瘦身计划。

二、压力就是动力

将瘦身计划公布出去之后，如果没坚持多久就想放弃，就会有所顾忌。这样，心里就会感觉到来自外界的无形压力。所谓有压力就有动力，这样的压力会推动你一步步地坚持执行瘦身计划。相反，如果你没有将瘦身计划公布出去，在你想要放弃的时候就很容易妥协。虽然当时也会感到遗憾，但当你做出放弃的决定时就没有多少顾忌了。

三、支持的力量

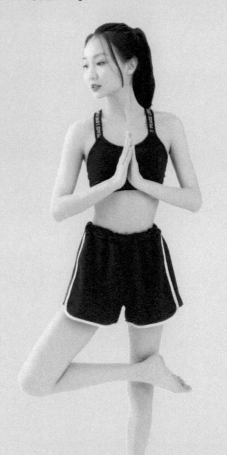

敢于向亲人、朋友公开你的"瘦身承诺宣言书"，才能表示你瘦身的决心、排除万难的毅力，最终实现自己的瘦身目标。同时等于邀请他们监督你、支持你瘦身，也等于免费组建了一支你自己的瘦身行动啦啦队，让他们在瘦身的道路上为你摇旗呐喊，给你力量，这是多么令人开心的一件事啊！

四、宣传的力量

现在请立即在微信朋友圈、QQ上公开发布你的"瘦身承诺宣言书"吧，同时今天也要完成，在你家里的客厅、床头和单位的办公桌上张贴"瘦身承诺宣言书"，不要推到明天。把你的瘦身计划公布出来，至少让20个人知道，最好是经常和

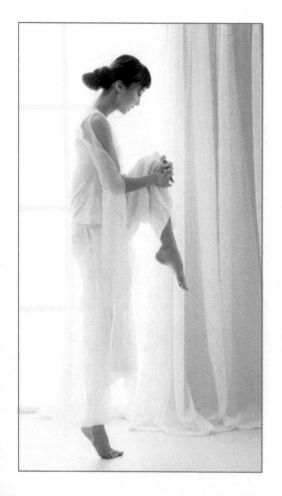

你接触的一些人，比如丈夫（妻子）、父母、亲密的朋友、工作单位里一起进餐的同事等。因为当你在家里或者在外面和同事一起进餐的时候，他们能够随时监督并及时制止你过量摄取食物的举动。

大胆地将自己的瘦身计划公布出来，有亲人和朋友的支持和帮助，会比自己一个人走在瘦身的道路上容易许多。从今天起，你要用全身心的爱来迎接新的每一天！

第八节

不能坚持 6 个月以上的瘦身行动
都是毫无意义的

　　一口吃不成胖子，一天成不了瘦子。我认为，所有的瘦身方法，都要坚持 3 个月以上才能见效，**坚持 6 个月以上才能巩固，坚持 1~3 年才能不反弹乃至获得瘦身的最终胜利。**

　　俗话说，"冰冻三尺，非一日之寒"。无论做什么事情都需要坚持，否则，将会一事无成。瘦身也是一样，一旦下定了决心，就要坚定自己的信念，就要严格按照计划有条不紊地一步一步推进，并至少要坚持 1 年以上，才可能达到永不反弹的效果。**瘦身并非一朝一夕之事，它需要一种持之以恒的态度和习惯；追求短时间的瘦身速成，只会让你把自己打败在起跑线上。不要因为他人的意见而左右摇摆，这才是瘦身成功的关键所在。记住，瘦身不是百米冲刺，而是马拉松长跑。**

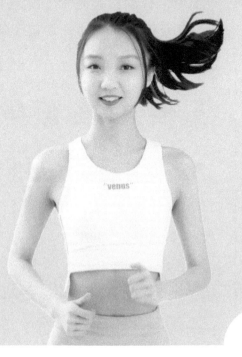

第九节

王歌100% 瘦身成功公式

一、王歌 100% 瘦身成功公式

王歌 100% 瘦身成功公式 =100% 意愿 ×100% 方法 × 100% 行动。

100% 意愿：就是达成瘦身的目标强度指数必须是100%，而不是 99% 或其他。

100% 方法：就是为了达到瘦身的目标，必须千方百计地找到科学的方法。

100% 行动：就是为了达到瘦身的目标，必须全力以赴地100%去行动，不行动一切等于零。

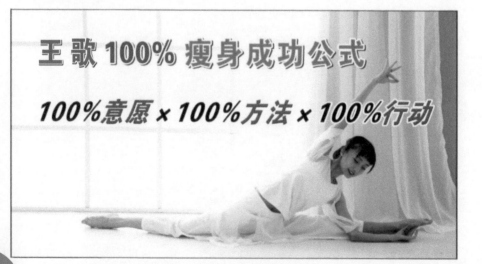

二、瘦身成功的第一要素是100%意愿

100%的意愿，决定我们一定会采取100%的行动，因为第99步放弃，那归根结底只能证明一点：你只是对瘦身有兴趣（减不减无所谓），而不是一定要瘦身成功，即不是真正的100%的瘦身意愿。

100%的瘦身意愿，100%的期望强度，这一切都在向我们证明：瘦身是决心而不是找借口，只有坚定的决心，才能最终瘦身成功。所以，当我们真的想要瘦身成功时，要发自心底地喊："我要，我就能；我一定要瘦身，我就一定能减下去。"

因此，瘦身成功的公式现在似乎可以简化为：100%瘦身成功 =100%瘦身意愿。

三、你真的想要瘦身成功，还是只对瘦身有兴趣

现在，请静下心来用3分钟仔细地想一想，你真的想要瘦身成功吗？是一定要，还是只对瘦身感兴趣（减不减无所谓）？如果只是对瘦身有兴趣，我现在就可以明确告诉你，你一定减不了体重。如果你自己不想瘦身，那么，神仙也帮不了你。

所以，现在就请你合上书，干脆放弃这艰辛的瘦身过程，由着性子继续过你原来的生活吧，从此，不要再自欺欺人地说"我太胖了好难看，我想瘦身"。

当然，肥胖会导致寿命减短，这也是不可避免的……

第十节

家人和朋友是你瘦身成功的关键

一、最好的朋友和家人，有时是你瘦身最大的"敌人"

你刚刚开始新的瘦身行动，并非常积极地确定这次会成功，而且顺利地减去了一些体重，然后你突然被朋友或家人邀请去吃晚餐；或者更糟糕的是，你陪着要好的朋友们去到你最喜欢的餐厅，虽然你计划着一定要意志坚定地瘦身，但你亲爱的朋友们开始了他们的劝说攻势——你坚持不了几个月……现在你不胖不瘦正合适……我更喜欢你有点儿发福的样子……哦，来吧！别这么扫兴……吃点儿甜点……光吃沙拉你肯定会饿……自从你开始节食以来，和你在一起真没意思，等等。突然之间，你为自己不能加入他们的圈子而感到非常痛苦，担心自己让朋友们失望……你把新获得的瘦身意志力放在了一边儿，然后要了甜点……这一切听起来是不是很熟悉？

还有一些人，自己本身就很胖，但他们没有认识到瘦身的必要性或者还没有下决心，**却来劝你**，这就是心理学常说的"螃蟹效应"。

所以说，刚开始瘦身，不要指望所有的家人、朋友都有助于你坚定瘦身的信心，**相反的，要防范他们不经意间的"好心规劝"**。

二、瘦身的"螃蟹效应"

（一）什么是"螃蟹效应"

拿只水桶来装满螃蟹，如果有一只螃蟹试图从桶里逃离，其他螃蟹一定会把它拽回来，而不是允许它获得自由。通常，螃蟹们会等到那只勇敢的螃蟹临近逃脱时**把它拉回来，而不是互相支持逃离险境**，如此循环往复，最后一定无一只螃蟹能够成功脱身。

（二）瘦身的"螃蟹效应"

根据心理学的调查，当我们其中的一个朋友开始减掉多余的体重，特别是越来越能控制自己的生活时，其他朋友就会觉得自己被冷落了，这让他们无法接受，因为他们不能允许自己亲近的人远离他们的舒适圈子而变成"另类"，所以，他们会想方设法地将这位瘦身的朋友拉回他们的圈子。奇怪的是，不只是女性朋友会这样做，**男性朋友也常是如此**。

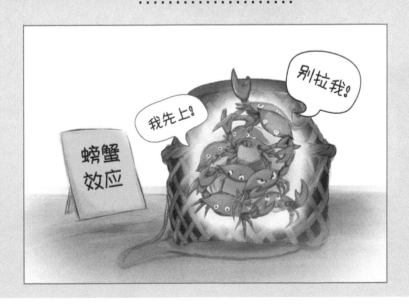

（三）他们为什么会下意识地做这些事呢

1. 可能是因为嫉妒

他们不想让你变得更有魅力去吸引其他人。如果他们自己缺乏意志力，他们会嫉妒你的决心，因为没有人愿意做一群朋友中最胖的那一个。

2. 可能是感觉到了威胁

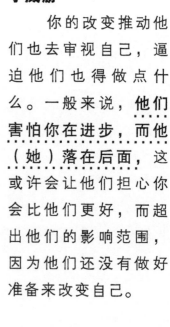

你的改变推动他们也去审视自己，逼迫他们也得做点什么。一般来说，**他们害怕你在进步，而他（她）落在后面**，这或许会让他们担心你会比他们更好，而超出他们的影响范围，因为他们还没有做好准备来改变自己。

三、王歌导师的建议

（一）要让家人和朋友支持你瘦身

家人和朋友是你瘦身成功的关键，其行为和语言往往会动摇你的决心。特别是家人一句话胜过朋友十句话。如果家人和朋友支持并配合和鼓励你瘦身，则能达到事半功倍的效果。所以，你要对家人和朋友说出你必须要瘦身的理由，让他们知道你对自己做出的瘦身承诺是认真的，然后通过行动来给他们看，并希望获得他们的监督和支持。

（二）邀请家人和朋友一起瘦身

你可以邀请家人和朋友一起瘦身。当然，他们所选择的瘦身方法一定要和你的一样。

要记住，无论朋友和家人是否支持你，只有你自己能决定是否要坚持瘦身。他们可能会使你觉得很难达成目标，但是如果你坚持，没有人能阻止你去成功瘦身。

（三）远离不支持你瘦身的人

如果是真正爱你的人，就会鼓励并帮助你瘦身；如果是不重视你的人，则会袖手旁观。你身边有怎样的朋友呢？问问他们，赞成并支持你瘦身的人就是好朋友，那就请他们监督你、鼓励你完成瘦身行动。

对于不鼓励你瘦身的朋友，不能说他们不好，但至少在瘦身这件事上对你没有益处，你需要在实施瘦身计划过程中和他们保持距离。比如可以减少与他们接触的频率，或者直接远离他们。

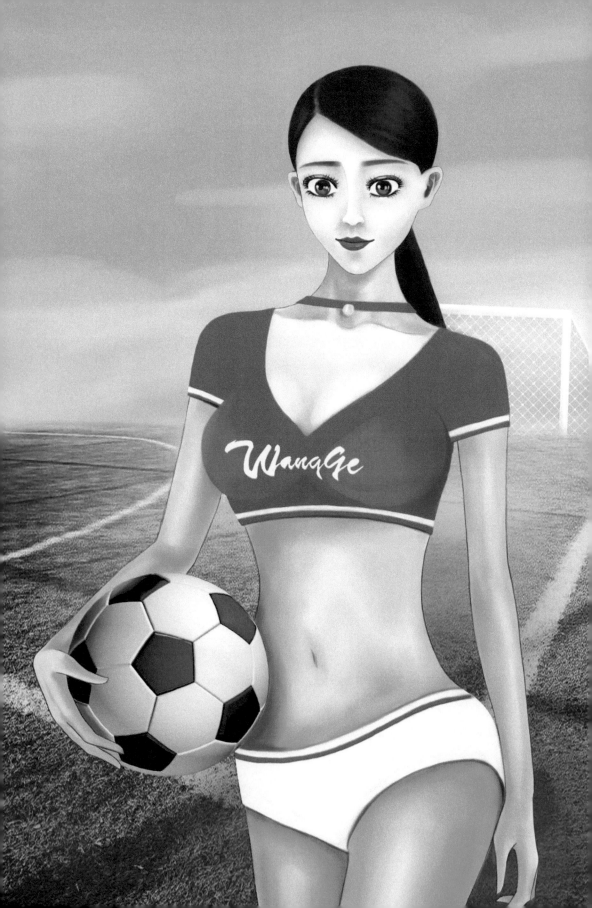

第 5 章

瘦身的十大误区

快速瘦身和超负荷运动，是瘦身的最大误区。

——王歌

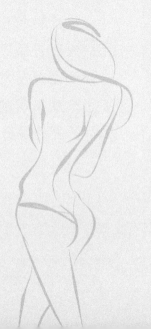

我根据多年的调查研究，总结出了大部分人瘦身的十大误区，具体如下：

第一个误区：总想要快速瘦身

快速瘦身为什么是误区？因为你瘦得越快，反弹越快。经常有人问我：王歌导师，我一个月能不能减掉15千克呢？我就回答：也不是不可以。但即使你一个月能减下来15千克，很快也会反弹。真想健康瘦身又不反弹，就**不能减得太快，一定要慢慢来减，这样你的身体才能接受和适应。**

第二个误区：只想通过外在捷径来瘦身

抱这种想法的人总是希望吃些瘦身药一个月马上瘦10千克，或通过做吸脂手术一天就减10千克，或弄个瘦身仪器放在肚子上就自动瘦身了，还有吃什么代餐粉啊等，**其实就是不想改变自己的不良生活习惯。这样一点也不现实，**而且解决不了瘦身的根本问题。

第三个误区：认为超负荷运动就能成功瘦身

有很多人对我说：王歌导师，本来我早上要跑半个小时步，现在我跑 2 个小时怎么样？本来我要健身 1 个小时，现在我健身 2 个小时怎么样？这样每天加大运动锻炼负荷，不就减得快了吗？这也是走入瘦身的误区了，因为长时间超负荷运动，身体也受不了。

第四个误区：认为只用一种方法就能瘦身成功

现在很多人都认为只要吃一种东西就能很快瘦身，例如只喝蛋白粉、代餐粉，或者单独吃肉、吃黄瓜、食用魔芋、吃辣椒等来瘦身，这些也是错误的。因为即使靠吃这些东西一个月能减掉10千克，可是一种食物你能长期吃下去吗？所以这也是个误区，因为真正的健康瘦身是综合性的，不能只靠一种食物或一个方法。

第五个误区：认为瘦身是很痛苦的事

99％的人都把瘦身当成一件痛苦的事情，只要说到瘦身，马上就皱眉头、摇头。请问如果你认为做某件事情是痛苦的，你还能长期坚持做下去吗？所以这也是一种误区。我们应该把瘦身当成是一件开心的事情，当成一次快乐的身心之旅，只有开心快乐了，才能坚持瘦身，最终成功。

第六个误区：男人们不太在乎瘦身

我发现了一种特别的现象，那就是女人们特别注重瘦身，稍微胖一点点就大声喊叫说要瘦身，而男人们却不太在乎，其实这也是一种误区。因为男人也需要身体健康，也需要有一个匀称帅气的身材。现在网上流行一句话：你的身材代表你的修养。所以男人也应当重视瘦身。请男人们记住：瘦身不是女人的专利哦。

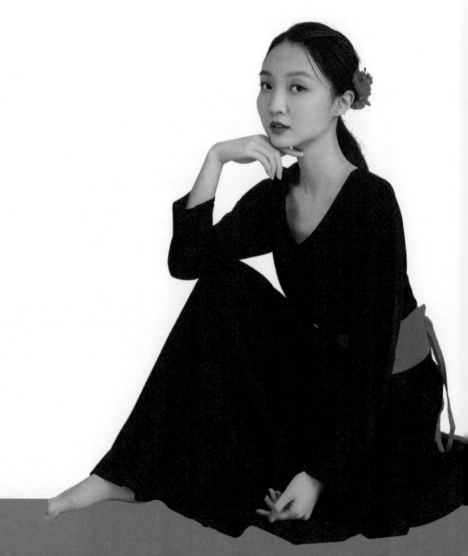

第七个误区：特别胖的人不太重视瘦身

就是胖一点的人特别注意瘦身，特别胖的人反倒不重视瘦身，感觉无所谓了。一般人胖2.5~5千克或胖十几千克，特别在意自己的身材，天天说自己太胖了，该瘦身啦。相反的周围特别胖的人，就是胖25千克或50千克以上的人，反而不在乎自己的身材。因为他们认为自己太胖了，反正已经是这样子，也减不下去了，对瘦身已经失去了信心，所以越来越胖。这也是一种误区。

第八个误区：女人有孩子后不太重视自己的身材

就是很多女人没生孩子前，特别在意自己的身材形象，一旦有了孩子后就不太重视自己的身材了，你给她说该瘦身了，她却说每天照顾孩子太忙顾不上，胖一些也无所谓，反正丈夫又不在乎自己胖。结果很多女人越来越胖，越来越不在乎自己的形象，也越来越对自己的形象没有要求。其实这也是一种误区。

第九个误区：事业比较一般的人不太重视瘦身

在事业上成功的人，比如说公司老板或高管、白领等，大多数人特别在意自己的身材，胖一点就要瘦身，而那些事业或工作比较一般的人，大部分反而不太重视瘦身，这也是一种误区。

我认为：无论你是否成功，无论你拥有多少财富，都应该拥有健美的身材，这也算是一种成功！

第十个误区：学习演员、主持人和网红的瘦身方法

很多人都喜欢学习演员、主持人和网红的瘦身方法，因为这些人一个比一个苗条和迷人。但我很遗憾地告诉大家，**跟着演员、主持人和网红学习瘦身不现实。**

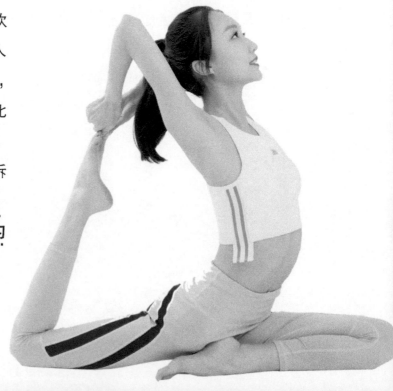

为什么？因为作为演员、主持人和网红，为了演电影或主持节目，让身材看起来苗条漂亮，可以每天在健身房锻炼五六个小时，可以找几个私人教练，可以一个星期只吃白菜汤，因为**他们所从事的职业对身材和形象有一定的美的要求，瘦身健美是他们这些职业从业者的日常必修课。**而我们其他行业的从业者每天要上班、要创业、要出差……生活中还有各种各样的事情牵绊着，不可能投入那么多时间、金钱和精力去瘦身。

作为演员、主持人和网红，为了职业的需要，瘦身健美再辛苦再累也能够始终坚持，**他有足够的时间、足够的精力、足够的压力，以及足够的经济保障，而我们大多数人没有这些条件。**

另外，演员、主持人和网红的很多瘦身方法，也是临时救急用的，瘦得快，胖得也快。**为什么很多演员、主持人和网红停止工作后，都发福了呢？值得大家深思！**

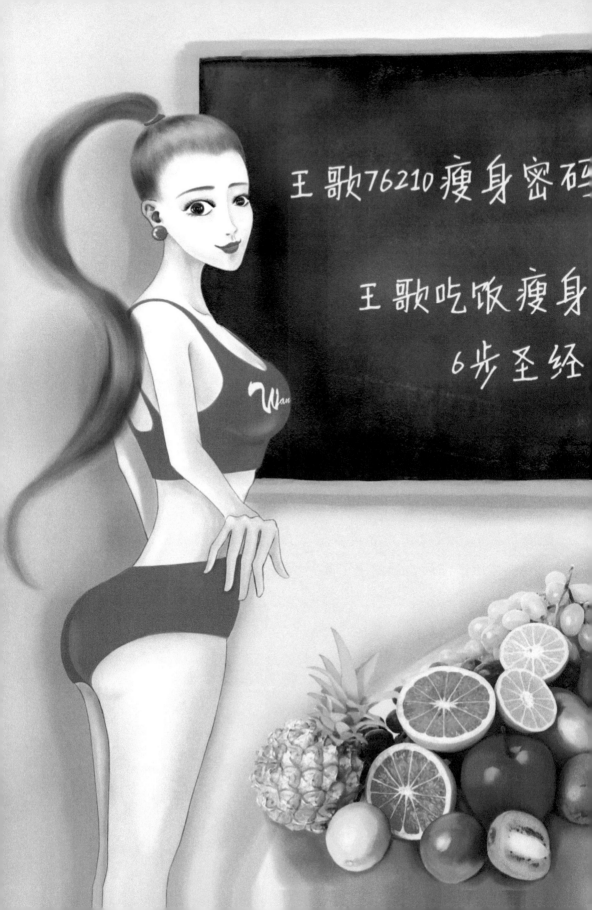

第 6 章

王歌"76210"瘦身密码

切记：迈开腿不如管住嘴。只运动而不控制饮食，根本瘦不下来，光靠运动无法达到瘦身的目标。

——王歌

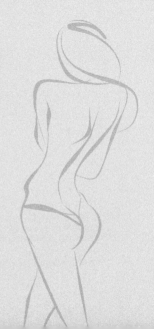

王歌"76210"瘦身密码，是"王歌三合一心理瘦身系统"九大模块里的饮食方案＋运动方案2个模块内容。证书见下图。

"7"是指 **每餐吃饭只吃七成饱；**

"6"是指 **每天要喝6杯温开水；**

"2"是指 **每周2天蔬果日；**

"1"是指 **每天运动步行1万步；**

"0"是指 **每天喝饮料接近0，每天吃炸、煎、熏、烤类食物接近0。**

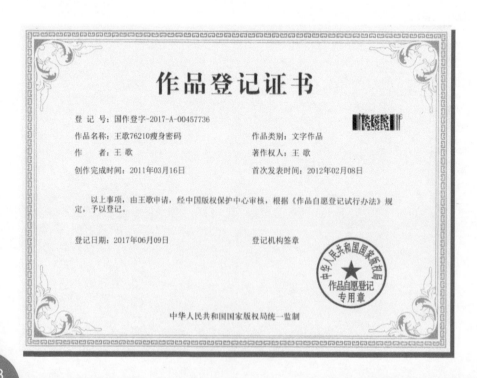

第一节

瘦身密码 "7"

一、每餐只吃七成饱

"76210" 瘦身密码中的 "7" 代表什么呢？这有 2 层含义。

第一层含义是指只吃七成饱，也就是说每天早、中、晚三餐都吃七成饱。这样不但能控制食量，而且不会因为摄入食量过多而导致腰围越来越粗，更不会因吃得过饱把胃撑得像皮球一样。那么，怎么做到只吃七成饱呢？就是我们吃饭的时候，一定要慢一点，细嚼慢咽，越慢越好。这有一个小技巧，就是每次吃饭吃到一半的时候，最好四处走动20分钟再去吃。为什么呢？**因为食物从胃肠里面传递到大脑的吃饱的信号，至少需要20分钟的时间。所以每次吃饭吃到一半的时候停下来20分钟，等这个饱腹感的信号传到大脑后，你再去吃的时候就没有多少胃口了，自然而然就达到了只吃七成饱的预期。**

第二层含义是指每餐七成饱里蔬菜水果要占七成，主食只占三成。也就是说，蔬菜水果和主食加起来一共是七成饱。主食就是指面食类、米饭类、肉食类。所以，只要你能把握住这2个原则，并坚持1~3个月，至少能减掉5~10千克，而且不用每天麻烦计算卡路里热量，也不用每天麻烦按瘦身食谱吃饭，就能很快达到瘦身的效果。

那么，每次吃饭怎么算是达到七成饱了呢？难道每次吃饭还要拿个碗去量一量吗？其实，就是跟着感觉走。假如你原来是吃一碗米饭配一碗蔬菜，那么从现在起你要改变一下，吃小半碗米饭配一碗蔬菜。这样约等于七成的蔬菜水果加三成的主食，而且只吃七成饱，慢慢养成这种习惯。

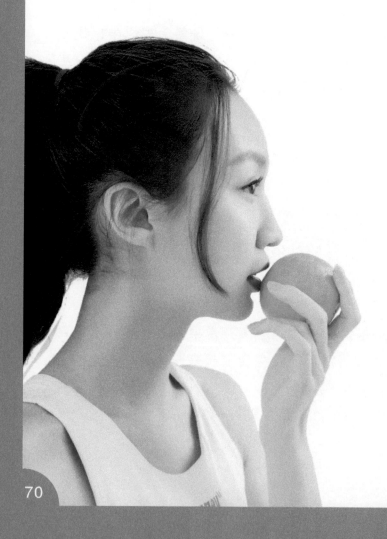

二、吃饭一定要细嚼慢咽

　　狼吞虎咽式吃饭是饮食过量而导致变胖的最大根源，因为**从开始进食到吃饱的信号传到大脑，至少需经过20分钟**，若吃得太快，就容易吃进太多热量。**另外，咀嚼会让大脑接收到"进食"的信号**，如果连嚼都没有嚼就吞下肚，则会让大脑接收不到"我在吃东西"的信号，所以才会无时无刻都想吃。

　　吃饭一定要慢、慢、慢，细嚼慢咽，有效地控制食量，才能瘦身。要预防狼吞虎咽，就要牢记每一口要咀嚼20次。夹一口食物进嘴里之后，就放下筷子直到咀嚼吞咽为止，这也是一个"慢食"的诀窍。充分咀嚼也能刺激脑部，让饱足中枢发挥作用。

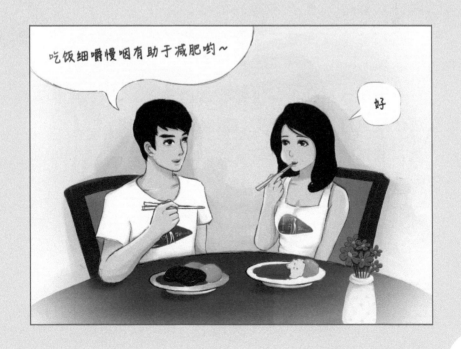

三、只吃对的食物

（一）吃饭原则

1. 多吃从地下长出来的天然食物

不吃或少吃后期加工过的食物，既对身体健康有利，又可瘦身。

2. 多吃当季的蔬菜水果，反季节的蔬菜水果不吃或少吃

什么是当季的食物呢？比如说现在是夏天，生长在当地夏天里的蔬菜水果就是当季蔬果。例如西瓜，本是夏季的水果，生长在冬季就属于反季节水果，所以冬天最好不要吃西瓜。这样，我们的身体会越来越健康，也有利于瘦身。

一些蔬菜水果能生吃更好，凉拌或做成沙拉也可以，这样可以取得酵素。因为蔬菜水果经过烹煮，酵素就会损失。

请放心，生吃蔬菜水果不会让体质变寒。

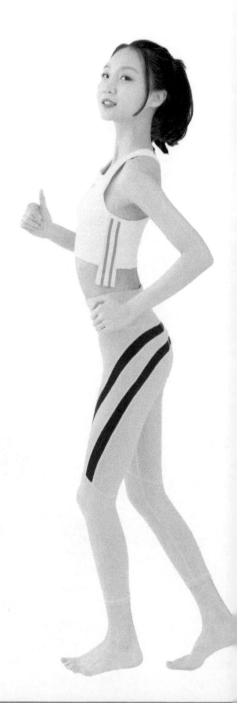

（二）反季节食物的主要形式

1. 异地水果

几乎所有水果在北方的冬天都不是应季的，比如从广东运到北京的荔枝，在北京就被称为反季节水果。但这些水果在广东、海南等产地则无疑是当季的。

2. 长期保存

就是把"当季"的水果保存到"反季"，这已不再是什么难事儿。香蕉、葡萄、苹果、梨、柑橘、菠萝……常见的水果几乎都可以保存起来，以保障全年供应。

3. 大棚种植

这种人造的"局部环境"，对于植物来说看似是适宜生长的良好环境，其实却是"违背自然"的，也是反季节食物。

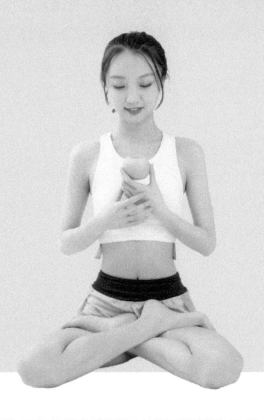

四、合理安排饮食顺序

　　每次吃饭一定要掌握好用餐的顺序，才能更好地瘦身。进食时，选择先吃什么食物，后吃什么食物，有助于减少食欲和胰岛素的分泌，从而令瘦身计划事半功倍。

　　北方大部分人的用餐顺序并不讲究，就是先吃肉类，再吃主食、蔬菜，最后喝汤、吃水果。实际上这个用餐顺序是完全错误的。你有没有发现一个奇怪的现象：北方人特别壮实，胖人比较多，而南方人苗条的比较多。为什么呢？因为南方人会吃饭。什么叫会吃？就是用餐的顺序不一样。

　　正确的用餐顺序应该是这样：**首先是喝汤**。为什么先喝汤呢？因为汤比较有营养，暖胃，而且喝了汤以后饭食自然就会少吃，就很难发胖。**其次是吃蔬菜水果。最后才是吃肉类或主食。**

　　早餐、午餐、晚餐只要把握住这样的食用顺序，自然就会吃得少，并且你会感觉吃完饭后肠胃也很舒服。那么，从现在起开始改变吧！当然，要改变多年养成的饮食习惯会比较难，但过几个月，当把坚持变成习惯后，你的身体就会越来越健美。

五、切记：迈开腿不如管住嘴

只运动不控制饮食，根本瘦不下来。光靠运动是无法实现瘦身的。

据我观察，第一，爱好运动的人一般都不肥胖，不需要瘦身，而胖人大多都不喜欢运动，**这使得运动瘦身成为一种很难对胖人长期有效的方法。**

第二，大量运动不但消耗能量，也会刺激食欲。另外，**我们很容易高估运动瘦身的效果，容易让瘦身者产生一种"我已经消耗不少了，可以多吃"的错误心理。**这些都会造成瘦身者运动后过度饮食。

而且，慢跑5000米消耗的热量，根本抵不上一个汉堡或一瓶可乐的热量！

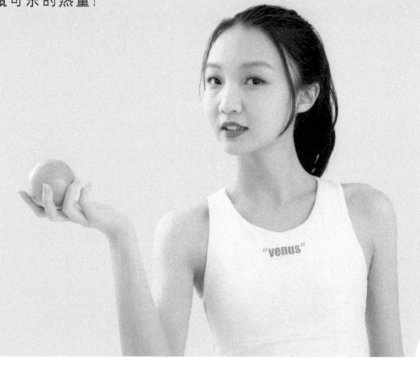

六、吃饭习惯一定要改变

（一）要学会"浪费"食物

我们从小接受到的教育就是要节约粮食，这样导致明明已经吃得很饱了，但感觉剩余的食物浪费了可惜，就把它们强吃下去，每天多吃一两口，时间长了自然就越吃越胖。所以，从现在起，**肥胖者要改变这样的"坏"习惯**，每次吃饭，要么只做适量的，要么不一定要全吃干净，改掉"不吃完太可惜了"的习惯思维。如果在已经吃饱的情况下，顾及所谓的浪费再把剩下的食物全部吃掉，既会危害身体健康，又会使身体变胖，而且它就是你日后需要花费数倍时间或是金钱想要减掉的脂肪。

一定要记住，如果吃饱了，剩下的食物再好也不要强吃，可妥善处置剩余的，**学会"浪费"食物。如果养成将吃不下的剩余食物都吃掉的习惯，从表面上看是节约了，但身上多几斤赘肉更不划算。**

有些人会说，这样会把中国节约的传统文化都丢掉了，我认为这种理解实际上是片面的。假如你怕造成浪费，而把剩下的食物都吃掉，**从表面上看是节约了**，但你如果胖了1.5~2.5千克，就要花钱花时间想办法减掉，更糟糕的是，高血脂、高血压等"富贵病"与肥胖是密切相关的。所以，看似节约的你，其实是在预谋一场更大的浪费：浪费日后的金钱，浪费你宝贵的健康和难得的美丽……而这些，远远超过了你浪费那一点食物的价值。所以，不推崇这样的"不浪费"。千万不要只顾眼前，而将自己的身体消耗在这种不健康的习惯里。

记住：制作或取用食物要适可，要学会把剩饭扔掉，就等于在维护和保持自己的身体健康。

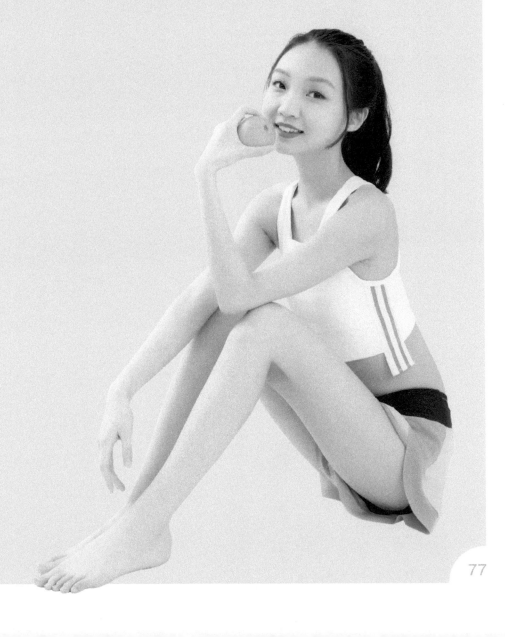

（二）改变"不饿也要吃饭"的旧习惯

从小到大我们已经养成了"不饿也要吃饭"的习惯，比方说工作到中午12点了，本来肚子不饿，但认为时间到了，该吃饭了，就和大家一起去吃午饭。你并不觉得饿，但是为什么要吃饭呢？因为你认为，时间到了该吃饭了，别人吃饭我也要去吃饭。

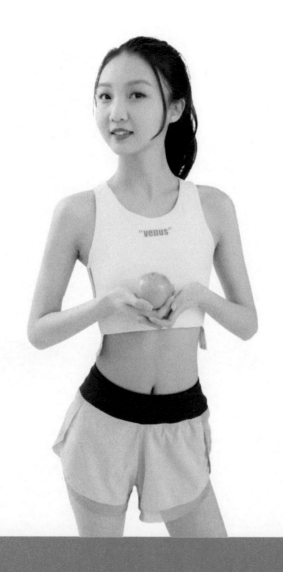

　　大部分人，尽管肚子不饿，但因为到了一日三餐吃饭的时间，按照习惯以及在周围人的影响下便不自觉地去吃饭。这时候吃下去的东西大多会作为多余的卡路里，被身体吸收。有的人是到了午餐时间，尽管肚子一点都不饿，但因为害怕不吃午餐过后肚子会饿，就容易对自己说"还是先吃点东西吧"，然后就去吃饭。

　　但是如果只是觉得"还是先吃点东西吧"就去用餐，那么吃的东西就会转化成多余的卡路里储存在体内。与其这样，还不如干脆不吃午餐，等到身体真正需要食物的时候，再去吃想吃的东西，这样身体和心灵才会更加满足。

　　另外，工作的时候，中间稍微休息一下，去冲杯咖啡，吃些点心，对转换心情非常有好处。但是，请稍微思考一下，你是不是真的感觉到肚子饿了？是不是真的需要去吃东西？本来只是想喝点咖啡，看到桌子上摆着看上去非常好吃的点心，或者看见同事在那里有滋有味地吃东西，你也会不自觉地去效仿……即使一开始只是打算稍微吃点东西，但是不自觉地就会将一顿饭的卡路里吃进去了。

　　从现在起，要改变"不饿也要吃饭"的旧习惯。不要以为12点就该吃饭了，这时你要问问肚子饿了没有，饿了就去吃，不饿就晚1个小时再吃，或者下午再吃，实在不饿也可以不吃，这样身体会越来越瘦。

（三）拒绝不必要的吃饭应酬

1. 善意地拒绝不必要的吃饭应酬

我们常常都无法拒绝别人的吃饭邀请。本来打算今天晚上不吃晚饭了，突然朋友或同事打电话来邀请你聚餐，可能刚开始你还推辞一下，结果朋友再三盛情邀请，你想一想也就妥协了，结果自然会吃多，长此以往身体就会增胖了。

怎么办？要学会善意地拒绝不必要的吃饭应酬。应酬只会增加多吃的机会，无论男女，都无法避免喝上几杯酒，多吃几口饭。因此，拒绝不必要的吃饭应酬，是最佳的选择，善意地拒绝是对自己的健康负责。当然，有些应酬是必要的，此时你就可以在食材上做选择，尽量选择适合自己瘦身的食物，并且控制好食量，只吃五成饱。

为了你的健康，为了你的身材，一定要学会拒绝，或者建议改为中午聚餐。

2. 巧妙地应付朋友聚餐

朋友聚餐时，会边吃边聊几个小时，而且大部分情况下既抽烟又喝酒，非常不利于健康。

要想巧妙地应付聚餐，首先要改变对聚餐的态度，因为聚餐并不只是吃饭的机会，也是沟通感情的机会。在聚餐时，嘴的用途不光是吃饭，而是要适度地多交流，这样**你就会避免不由自主**

地多吃东西。到朋友家做客时，坦诚地告诉主人你正在瘦身，不能吃点心之类的甜食，就是吃也不宜多吃，请别人不要见怪。另外，找几种借口回绝劝酒，发挥为同事服务的精神，这样既能瘦身，又能得到同事们的称赞。

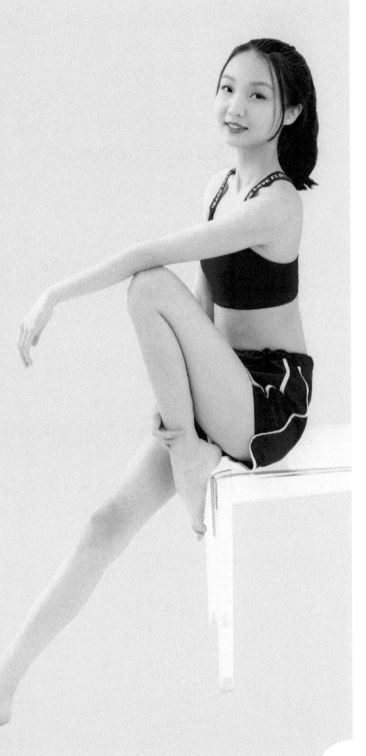

（四）少吃自助餐

如果去吃自助餐，往往会在不知不觉中吃得很多，因为总认为吃得少就吃亏了。网上不是流行这么一句话吗，吃自助餐要**"扶着墙进去，扶着墙出来"**，实际上这种习惯很不好。

要怎么改变呢？就是少吃自助餐。如果选择了去吃自助餐，就要摒弃贪便宜的心理，不要因为吃得少而感觉吃亏，吃到半饱或七成饱时应立即停下来，不要再吃了。有人问我：王歌导师，如果控制不住怎么办？那么我告诉你：**最好的办法就是不去吃自助餐！**

（五）晚上一定要少吃或不吃主食

晚餐一定要少吃或不吃主食，因为晚上的脂肪合成是非常厉害的，如果少吃或不吃，脂肪的合成将明显减少。晚上新陈代谢较慢，吃得过多，就容易长胖。所以，**晚餐一定要少吃、不吃主食，可以只吃蔬菜和水果**。至少应该在睡觉前3个小时内停止吃东西。

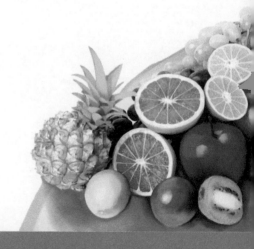

晚上吃得过饱然后直接去睡觉，是很不健康的。消化功能在睡眠期间几乎会停滞，吃进去的食物需要在消化管道里待很长一段时间，这样会增加各种各样小毛病的隐患概率，甚至增加某些疾病的风险。其实多数人在刚吃完饭就去睡觉时，感觉都不是很轻松，而是会感到很沉重，但当你带着一点饥饿感去睡觉，实际上是为了让你形成一个更健康的饮食模式。你在清晨醒来时感到饥饿，那就意味着你需要吃早餐，那样也会帮助你在一整天内都保持最大限度地燃烧卡路里。相反的，如果你在睡觉前吃了很多东西，你吃的那些东西就很难被消化。

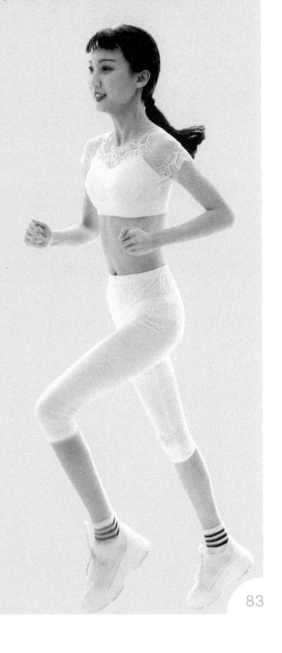

（六）学会用小碗吃饭

用小碗吃饭，可以营造分量很多的错觉，即便是相同分量的食物，若用大碗盛装便会觉得分量较少，用小碗装满则会觉得分量比较多。可以将成人用的餐盘换成孩童专用的小餐盘，或是将食物平铺盛装，营造出装得满满的视觉效果，会觉得分量很多；也可以用茶匙代替汤匙，用叉子代替筷子，尽量使用小一号的餐具。用小一号的餐具吃饭，需要夹取多次，如此一来会让大脑产生更多错觉。

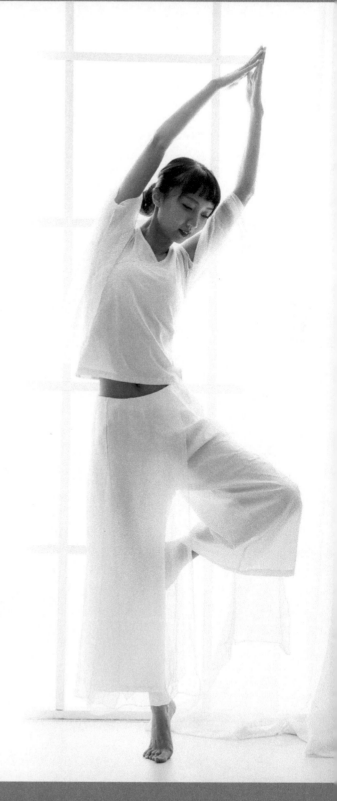

（七）再小块的食物，也要切一半才吃

要养成不管吃再小的食物，也要先切成一半再吃的习惯。尽管看起来吃的分量相同，实际上却只吃了一半。因为频繁用筷子夹食物，会让大脑产生食物已经下咽的错觉，能防止暴饮暴食。

另外，想吃东西时，别急着行动，先仔细思考 10 分钟，因为除了正餐以外，很多时候想吃东西并不是因为肚子饿了，而是因习惯所引起的"嘴馋"。千万别因为想吃东西就立刻享用美食，只要撑过 10 分钟，就能战胜食欲。

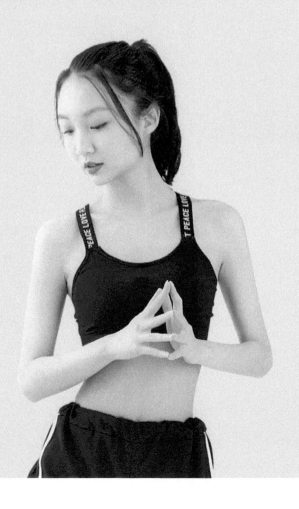

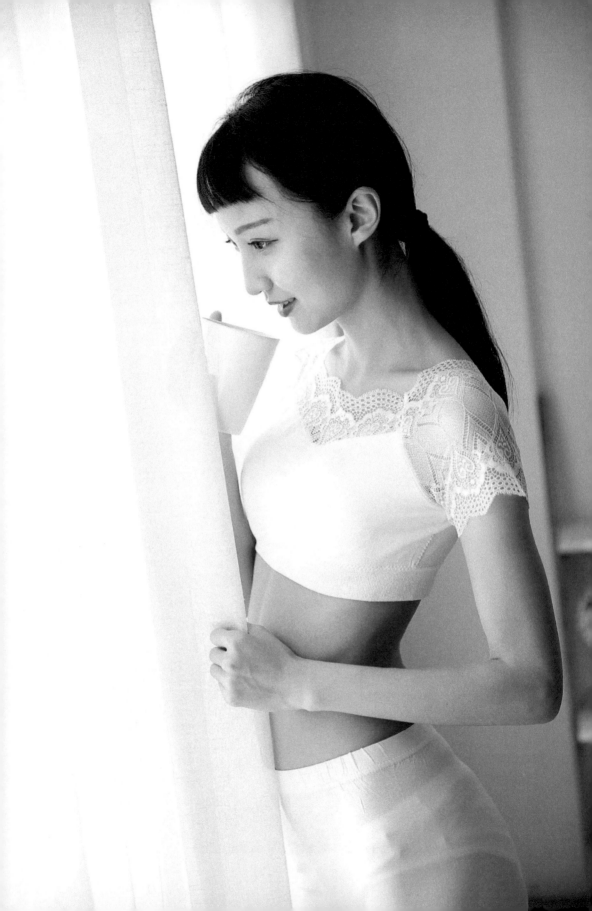

第二节

瘦身密码 "6"

"76210" 瘦身密码中的 "6" 代表什么呢？就是每天只要喝 6 杯温开水，也能轻松瘦身。那么多大的水杯才合适呢？一般指的是300毫升的杯子，**普通矿泉水一瓶是500毫升，那么300毫升就是比一半稍微多一点。**其实每次多一点少一点都可以，关键是一天能保证喝 6 杯温开水就行了。

一、喝温开水的好处

（一）可以运出体内垃圾，清除体内毒素

为什么要喝温开水，因为温开水既是营养进入细胞的载体，又是体内毒素天然的运送者。要想身体健康，迅速排除毒素，温开水是最好的饮料。每天喝 6 杯温开水，可加速新陈代谢，清理体内的垃圾，让皮肤一整天富有弹性和光泽。

每天早上起床，洗漱之前先喝1杯温开水，几分钟后，就会把一晚上体内的毒素和垃圾排出去，在轻盈和充满活力中开始新的一天。晚上起夜的时候，喝半杯或者1杯温开水，对身体也有好处。但如果喝饮料、咖啡等，则起不到这个效果。

（二）可以起到瘦身的效果

喝温开水能达到瘦身的效果。为什么呢？因为我们每次喊饿的时候，有时是一种假象，就是大脑里面感觉到饿了，而肠胃实际上是不饿的，所以有时候饿是假饿。因为当人体缺水时，大脑识别不出身体是缺水或是饥饿，容易把缺水和饥饿这2种"信号"混淆在一起，全部当成是进食需求。**身体需要水，而我们却在进食（假的饥饿），就容易发胖**。那么，在吃饭前饮水，把这2种感觉分开就会达到**瘦身的效果**。

每次吃饭前半小时先喝1杯温开水，可以疏通肠道，稀释血液黏稠度，防止高血压等。最重要的是，可以减少用餐的食量，本来要吃2碗饭，但因为提前喝了1杯温开水，饭自然就吃得少了。这和用餐的顺序中先喝汤的道理是一样的，如果今天没有汤，那就在饭前提前半个小时先喝1杯温开水，自然而然就会达到瘦身的效果。

（三）可以测试是真饿还是假饿

怎么测试假饥饿？ 就是测试肠胃是真饿还是假饿。如果每次感觉到有饥饿感想吃东西的时候，却分不清是假饿还是肠胃真饿，就先喝一两杯温开水，停20分钟后，如果还是感到饥饿，才是真正的饿了；如果感觉不到饿但还想吃东西，那么这种感觉就是假的饥饿。这个时候如果你吃了东西，自然就增加了肥胖的概率。

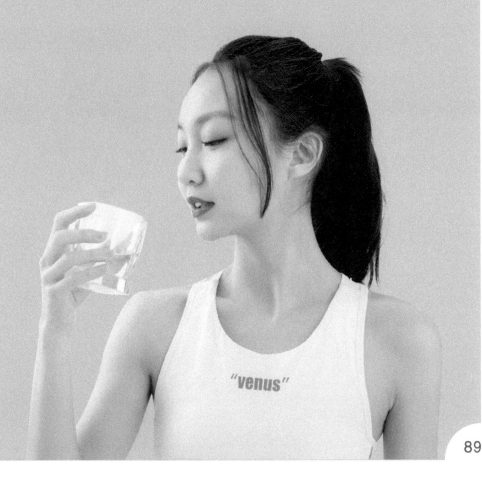

二、注意事项

（一）温开水不是饮料、咖啡，也不是茶水

首先要注意的是**温开水不是饮料，不是咖啡，也不是茶水**。很多朋友从书上看到每天要喝6~8杯水，不管一天喝了多少杯的饮料、咖啡、茶水等，都不能达到并代替温开水的作用。

当然，很多人可能已经习惯了喝饮料、咖啡或者茶水等，现在改为每天喝6杯温开水，肯定不习惯。如果能坚持3个月，就会慢慢习惯，**而且温开水越喝越有种甜味。**

大家都知道，喝温开水是最健康、最天然的。如果是夏天，在家或办公室准备个大晾杯，提前把烧开的水放凉，喝的时候兑点热水就成温开水了。

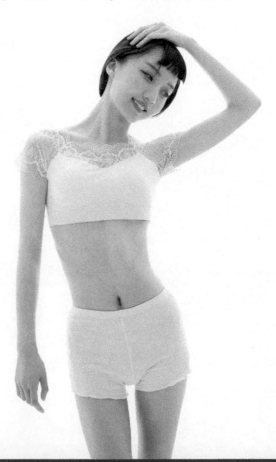

（二）不要喝冷水、冰水

特别要注意的是，千万不要喝凉水和冰水。很多肥胖者经常会说，自己喝水也会胖，为什么？**因为肥胖者经常喝的都是凉水或冰水，特别是夏天太热，肥胖者往往觉得喝冰的矿泉水既解热又解渴。**但从现在起要记住：**在夏天喝温开水是最能解暑热的。**

在夏天你可以做个实验，认真地感受一下。如果你喝1杯冰水，前1分钟感觉是身上凉爽了、舒服了，但过几分钟后全身又开始热了，好像比喝冰水前还要热。而如果你喝的是1杯温开水，刚喝下去的1分钟内身体感觉不到凉爽，但过几分钟后你会感觉到身体反而是凉快、舒服的。

所以，从现在起要改变喝冰水的习惯，夏天再热，也一定要喝温开水。

三、什么时间喝温开水

饮水的最佳时间是在早、午、晚三餐进食前半个小时和饭后2个小时。也就是分别在用餐前半小时喝上300毫升的温开水，在饭后2个小时再喝上300毫升的温开水，轻松达到瘦身的效果。

（一）清早喝杯温开水清肠胃

早晨起床后，先喝300毫升左右的温开水，可使休息了一夜的胃活动起来，促进肠道蠕动。这样不但有助于机体代谢，废物排泄，补充睡眠中随呼吸和汗液等丧失的水分，而且有助于消除疲劳，促进唾液分泌，增进食欲。喝完温开水再去卫生间、洗脸、刷牙、吃早餐，有利于身体越来越健康。

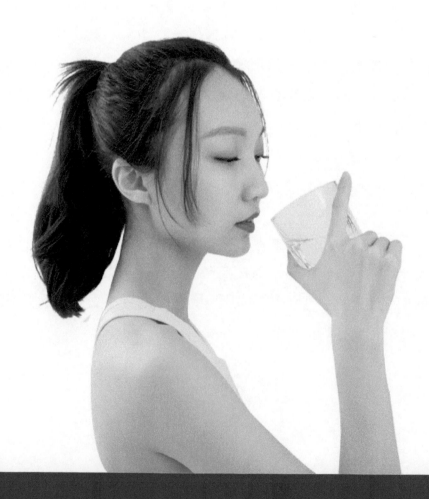

（二）餐前喝 1 杯温开水

午餐前和晚餐前半小时喝 1 杯温开水，这样一来可以增加饱腹感，能减少食量；二来可以补充身体所需的水分，加速新陈代谢，轻松达到瘦身的效果。

（三）睡前补充水分

晚上睡觉前半小时最好也喝 1 杯温开水，这样既可以为身体补充必要的水分，同时也可以降低血液黏稠度，减少心脏病突发的危险。有时候这杯水就如同救命水般珍贵。

（四）晚上起夜喝小半杯温开水

如果晚上起夜，医学专家也建议喝小半杯温开水。这有助于促进血液循环，预防心血管疾病，而且不容易刺激肠胃和心血管。

每次在喝水的时候，一定要有这样一个意念：**这杯温开水会让自己越来越瘦、越来越健康**。当你用爱心和感激嘉许食物时，就会改变食物的能量和振频，你会更容易消化食物并得到食物更多的能量。

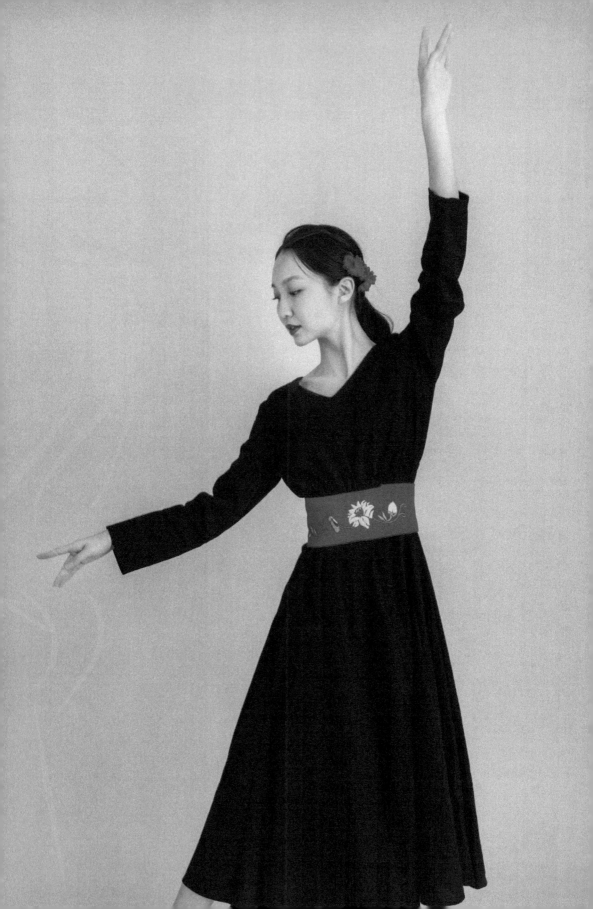

第三节

瘦身密码 "2"

　　"76210" 瘦身密码中的 "2" 代表什么呢？共有 3 层含义：第一层意思就是每周要分别抽出 2 天时间，专门吃蔬菜水果，不吃面食、米饭、肉类等食物；第二层意思就是向古人学习，每天最好只吃 2 顿饭；第三层意思就是可以把每周 2 天的蔬菜水果日，改为全辟谷 1 天，即每周至少有 1 天什么东西也不吃，只喝温开水，让肠胃彻底地休息一下。

一、蔬果日

　　吃蔬菜水果不是指吃素食。为什么不是素食呢？因为素食还包含米饭、面食，**这里所说的蔬菜水果日，是指连米饭和面食也不能吃**。我们从小到大生活了这么多年，肠胃从来没好好休息过，如果能抽 1~2 天时间让它们好好休息，能有效地将残余的毒素排出，对增强消化能力和加速代谢很有帮助。**每周吃 2 天蔬菜水果的目的，就是让肠胃好好休息一下。每周彻底排毒 1 次，使之成为生活习惯，你会发觉你慢慢变得更有活力了。**

我们已经习惯了一日三餐，很多人听到我说向古人学习，每天只吃 2 顿饭就担心害怕。需要说明的是，并不是强求每天只吃 2 顿饭，如果饿了，就还吃 3 顿饭，如果不太饿，慢慢改成每天 2 顿饭的生活习惯，这样身体会越来越健康，身材也会越来越苗条。

二、选择星期一和星期四作为蔬果日

为什么建议每周选择星期一和星期四作为蔬果日（**也可全辟谷1天**）呢？因为通常星期五、双休日是家人朋友聚餐的时间，多有外食的机会，肯定会大吃大喝，那么就利用星期一"蔬果日"消化大餐、清理肠胃。

蔬果日又为什么安排在星期四这一天呢？因为星期一肠胃休息了 1 天，星期二、星期三又会正常地吃饭，到星期四再安排 1 天蔬菜水果日把肠胃清理一下（**或全辟谷1天**）。按照这样的规律吃饭，可以轻松地为肠胃减负。

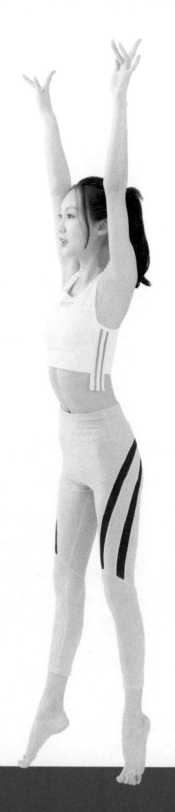

三、方 案

蔬菜水果日方案：**每餐只吃蔬菜（清炒、煮炖、凉拌）+ 水果（或鲜榨果汁）+ 蔬菜汤**。怎么吃？首先蔬菜可以凉拌生吃，也可以煮着吃，或者少放油清炒着吃，或者熬成蔬菜汤吃。水果可以直接生吃，也可以榨成果汁喝（或蔬果汁）。通过吃蔬菜水果来排毒，你会感觉到身体越来越轻盈，身材越来越健康、苗条。

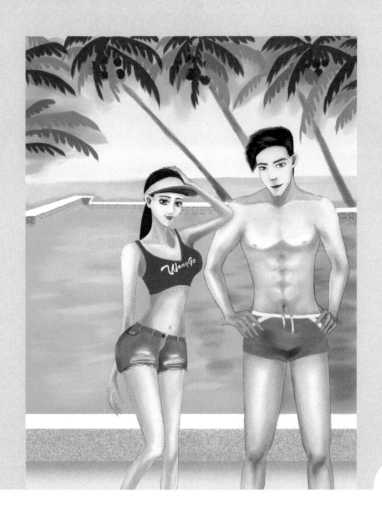

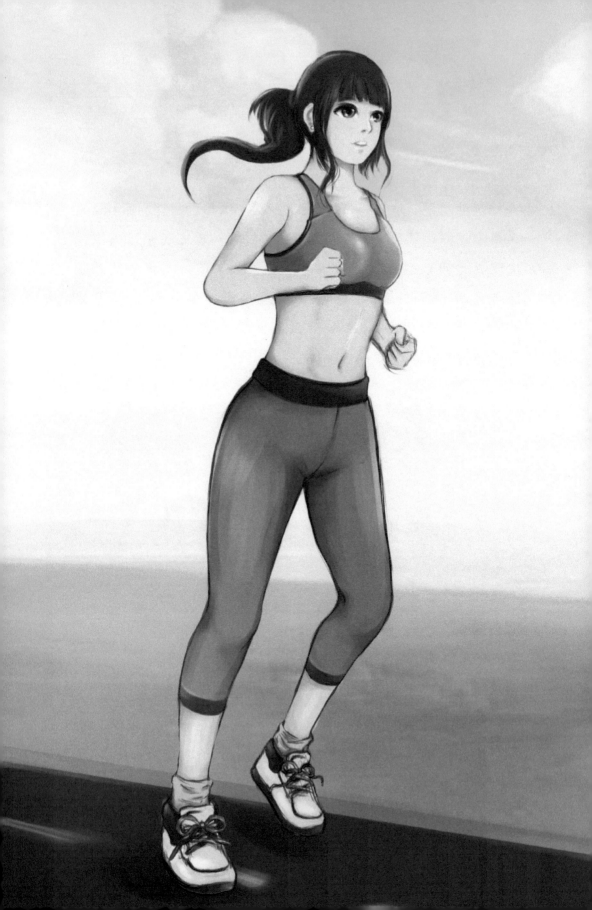

第四节

瘦身密码 "1"

"76210" 瘦身密码中的 "1" 代表什么呢？也有 2 层含义：就是每天要坚持步行1万步以上，或者是每天坚持步行1小时以上。

一、运动瘦身不应该做加法

瘦身不应该做加法，而应该是做减法。跑步、游泳、健身、吃瘦身保健品……这些都是做加法。**瘦身是一种化繁为简的生活方式。**我们不应该一遇到新的瘦身方法和瘦身保健品就立刻去尝试，而是应该将自己日常生活中的坏习惯逐一排除，这才是做减法。

如果能够将跑步、健身和游泳坚持下去，作为生活乐趣，当然是好事。但如果是以瘦身为目的，很不情愿地去做，那是无法坚持下去的。

瘦身的最佳运动就是随时随地步行和爬楼梯（又不花钱），如果只是为了瘦身，没有必要刻意去健身房运动。但如果你是喜欢健身，想练一身肌肉则另当别论。

不要为走路而走路，单调无味，要找事做，比如利用上下班时间走路。当你坚持3个月，养成良好习惯之后，你会深深地感觉到越来越自信。

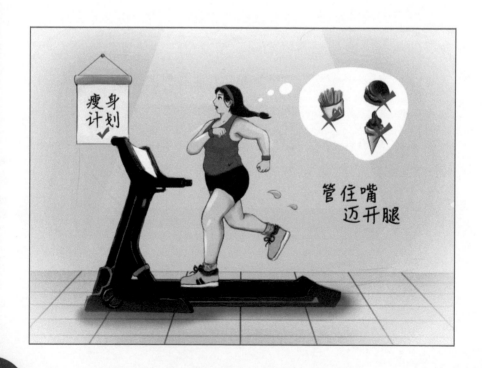

二、如果连走路运动也不想，就不要开始瘦身

步行被公认为是"世界上最好的运动"，是唯一能终身坚持的锻炼方式，并且是一种安全的、适量的运动方式，同时也是最安全、最佳的运动瘦身方式。

我不会让你去健身房，也不会让你长跑
更不会让你练瑜伽、跳健美操……
只是让你随时随地走路运动
你不需要为步行投资任何服装和器械
有一双舒服的软底鞋是最基本的要求
它可以确保你最好地发挥
特别要指出的是
你的脚每一次触及地面
都要承受2倍体重的重量
根据统计
活动较多的人每天步行在1万步以上
一生步行超过133630千米

每天进步一点点
坚持目标，全力以赴
排除万难，坚持到底，取得瘦身成功
当然
如果连走路运动也不想
就不要开始瘦身了

三、走路运动的基本准备

（一）舒适的鞋子

对于运动的你，首先要准备一双舒服的鞋子。现在大部分人每天都在上班，如果嫌麻烦或不方便不想穿专门的运动鞋，那么男士可以穿休闲软底皮鞋或布鞋，不用换鞋既能工作又能步行。如果穿西装，可以准备一双商务休闲皮鞋。

女士因工作原因，如果在办公室必须要穿高跟鞋，建议专门在办公室备用一双高跟皮鞋。每天从家出来上班或者下班回家，穿运动鞋或休闲软底鞋，可以健康瘦身，到工作单位后或者有商务活动了，再换上高跟皮鞋。

假如有饭局应酬或外出参加会议，女士可以用一个好看的专用袋子装上高跟鞋，参加完会议或聚餐后，又可换上休闲软底鞋或运动鞋步行回家，这样就可随时随地运动，随时随地步行，既节约时间，又不麻烦。

（二）袜子也很重要

步行，选择合适的袜子也很重要。我的建议是穿厚一点的棉袜比较好（夏天也是一样）。特别是女性，千万不要穿薄薄的丝袜，那样走路时易打滑，而且还容易扯烂袜子。从现在起，为了你的身体健康，为了你的苗条身材，最好换成棉袜，而且最好厚一点，这样走路脚既不打滑，又舒服。

要确保袜子合适，不要太紧或太松，袜筒高度要达到跟腱处。千万不要光脚穿鞋走路，那将会产生难闻的味道，并且因摩擦而产生疼痛。

（三）计步器

无论对刚开始步行的人，还是对有经验的步行者来说，计步器都十分有用。步行时可将它夹在裤子的腰带上或者戴在手腕上。

计步器是一个很好的工具，对于刚刚开始步行的人，它提供了运动进展的有力证明；对经验较丰富的步行者来说，它对实现锻炼目标十分理想。

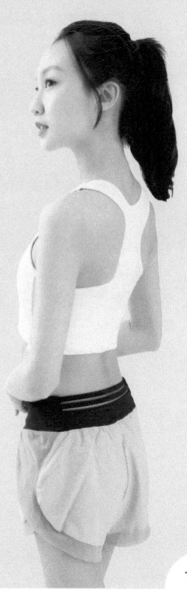

四、正确优美的走路姿态

　　如果以正确的姿势走路，步态会变得美丽动人，心情也会舒畅起来，这样自然就会对自己充满自信了。

　　那么，怎样的走路姿势才是正确的，而且越走越不累呢？

（一）抬头挺胸

　　要有意识地注意自己身体的挺拔，抬起头挺起胸膛，大方自然地步行，自然地摆动胳膊，眼睛要正视前方。

（二）收腹

　　收紧腹部肌肉，挺直脊背，容易鼓起来的小腹也看不到了，这将逐渐帮助你改善胸部状况。驼背的姿势会给关节造成负担，引起背部、腿部和臀部肌肉酸痛。

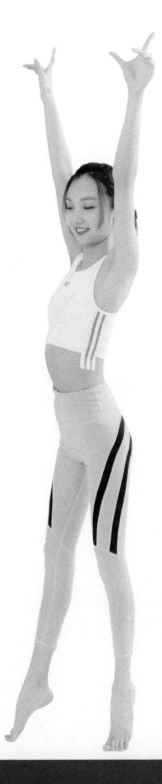

（三）自然地摆动手臂

走路时让手在腰部和臀部之间的高度范围内呈弧线自然摆动，千万不能同手同脚。

（四）脚跟先着地

这一点最关键。因为很多人走路的时候，习惯脚尖先着地，脚跟后着地。这样走路是错误的。从现在起养成习惯，**每一步都是脚跟、脚掌、脚尖的运动过程，先是脚跟着地，力量通过脚掌，然后以脚尖推离地面**。这样走路越来越有劲，而且走的路比较长。刚开始可能不习惯，慢慢养成习惯后走路就不累了。

（五）自然的步伐

走路要自然地走，就是不要走得太快，也不要走得太慢。太慢达不到效果，太快容易使人疲劳，也走不了多少路，就是比一般走路时稍微快那么一点点。

另外，夸张的跨步并不能使自己走得更快，反而会引起小腿和臀部的肌肉酸痛，有时还会导致不必要的反弹力，白白浪费体力。

掌握以上几个要点，走路就会越来越轻松。

五、每天步行1个小时以上，或至少步行1万步

（一）让步行融入你的生活

没有时间运动的上班族，只要下定决心就可以抽出时间运动，如上下班时多走路、多爬楼梯，在公共汽车站和地铁站里多做运动。只要想运动，就会有很多办法，随时随地做运动瘦身。将这些碎片的时间利用起来，每天就可以增加 1~2 小时的运动时间，运动量大了，瘦身自然轻而易举。一旦开始进行有规律的步行计划，你会感到十分惊讶，因为此时你会发现自己的精力更加旺盛，头脑更加清楚，工作也变得更有效率。

（二）坚持每天步行上下班1个小时以上

每天早晨你要早起 30 分钟，坚持在喜悦中每天步行上下班至少 1 小时以上（上班步行 30 分钟以上、下班再步行 30 分钟以上），要确保坚持下去。

（三）如果乘坐地铁、公共汽车

如果路途较远，乘坐地铁、公交汽车上下班的，每天提前3~5 站下车（距离要达到步行 30 分钟以上）步行上下班，也是很好的运动方法。

（四）如果开车

如果开车上下班怎么办呢？大家都知道，往往我们工作的地方因为比较繁华，一般停车比较难。那么现在机会来了，如果你开车上班，可以把车放在离单位远一点（距离要达到步行 30 分钟以上）的停车场，再步行上下班就可以了。

并且，停车场离单位远，易于停车且费用低，又有停车位，又预留出半个小时步行往返单位，相当于是一举三得了：第一，节约了停车费；第二，锻炼了身体，瘦身了；第三，停车场也好找了。

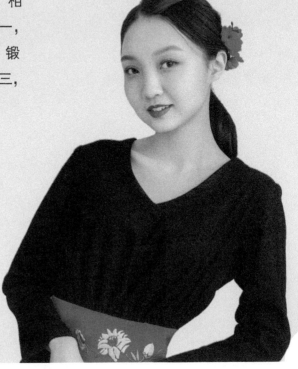

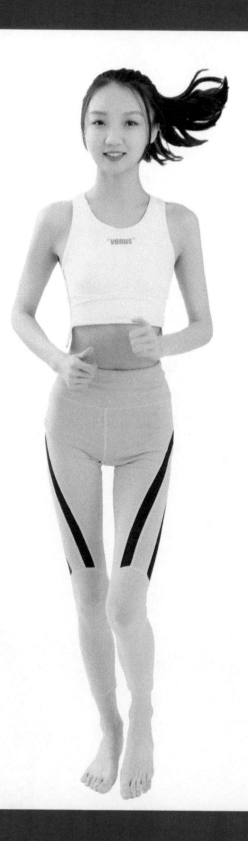

（五）如果骑自行车

如果家离单位路途不算太远，骑自行车上下班更好。骑自行车也是一种良好的运动方式，但同样需要提前3~5站放下自行车（距离要达到步行30分钟以上），再步行上下班。

心理学家研究发现，如果专门去骑自行车锻炼身体，往往骑的时间不长；如果在上班时间或办事的过程中去骑自行车，反而能够坚持下去。

六、每天坚持爬楼梯，拒绝电梯

（一）拒绝电梯

拒绝电梯，是简单且绝对必要的。无论是谁，**要是想瘦身，都必须放弃搭电梯**。这项指令除了可以长期性消耗热量，背后还隐藏了另一个意义，就是可以一天数次来考验在稳定期保持体重的决心。

应该改变自己的想法，只要电梯到，就会发出"叮"的声音，我们应该重新理解这种铃声。如果听到铃声，我们就应该想起心中的钟声，问一问自己：我现在忙吗？我现在很累吗？如果既不忙又不累，就应该拒绝电梯。

（二）坚持上下班爬楼梯

大部分人在办公室或学校里度过一天的时间，不乘坐电梯，而是通过上下爬楼梯补充缺乏的运动量，这种放弃电梯、利用楼梯的人才是真正爱惜自己、珍惜人生的人。上台阶的过程中，听着逐渐加快的心跳声，能迎接充满活力的一天；到达办公室时，如果汗流浃背，就说明距离健康越来越近了。

（三）如果楼层高

如果办公室或住宅在高层时（10 层楼以上），根据我的实战经验，上楼时一定先爬 8~10 层楼梯后，再坐电梯到单位（或住宅）。下楼时一定要在电梯到达 10 层楼时，走出电梯，然后再走楼梯下到 1 层。

（四）不找借口

选择爬楼梯却又以迟到或手上有重物当借口，代表开始松懈，是无法谅解的，我们不接受敷衍的态度，因为那注定失败。如果没有时间做运动，请不要在电梯面前不安，为了健康的身体，果断地选择爬楼梯吧！

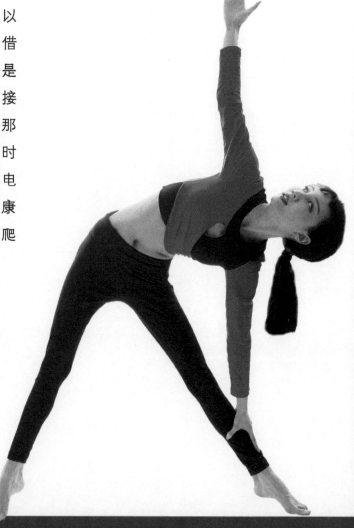

七、把公交车站和地铁站打造成你
　　免费的健身中心

把地铁站和公交车站打造成免费的健身中心，如何做到？

第一就是在站台等公共汽车、地铁时，尽量站而不坐，同时来回多走动以活动身体。

第二就是在以后乘坐公共汽车或地铁时，千万不要坐，即使车上有空位，也尽量站而不坐，把座位让给别人。为什么？因为站着也是一种运动。为了保持站立的姿势，腿部、臀部和腰部必须用力，其中维持姿势的肌肉才是有氧运动最激烈的地方；为了防止摔倒，用手臂去拉吊环，用脚和腿发力去支撑也是很好的运动。如果养成习惯，所消耗的热量是不容忽视的，这也是瘦身的一个秘诀。

第三就是要不断地给自己找机会，走路、运动、爬楼梯锻炼身体，这样即可节约我们在健身房的费用，而且又达到了瘦身的目的。

八、办公室多干体力活

办公室多干体力活也能瘦身。很多人乍一听不明白，在办公室多干体力活和瘦身有啥关系？大家想一想，我们每天在办公室坐着的时候居多，运动量少，脂肪堆积，身体自然就变胖了。如果你在办公室多干一些体力活，对瘦身有帮助。

那么，怎么样才能多干体力活呢？

第一，没事找事干，给同事勤倒水，勤打扫办公室卫生，多跑几趟拿文件、物品，既能瘦身又有人缘。

第二，在办公室不要给同事发邮件、发 QQ 或打电话沟通工作，直接去他的办公室或座位跟前，站着和同事谈工作，无意中就增加了运动量。同时你站在那里谈工作，既表示出对同事的尊重、有礼貌，而且也起到瘦身作用，一举两得。

　　第三，中午吃饭时，单位同事大都是让别人外出代买午餐，或者让外卖送到办公室。那么从现在起，中午吃饭时你不要叫外卖，每天自己亲自外出走路去吃饭，同时主动帮单位其他同事代买午餐，把瘦身这种运动，融入生活中的点点滴滴，自然就瘦了。

　　第四，在单位办公室或家里，每天 3 次靠墙，把头部、肩部、臀部、脚后跟这 4 部分，紧贴墙壁笔直站好，注意收紧腹部和臀部，保持 3～5 分钟，也能瘦身。

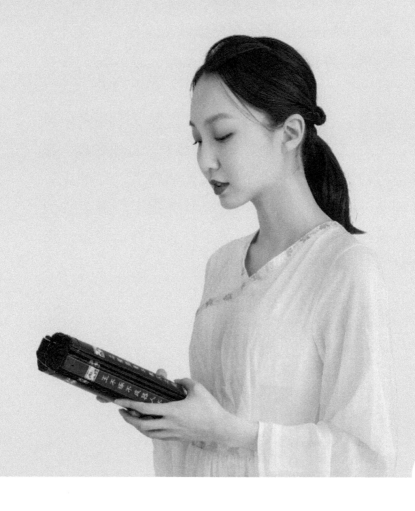

九、和孩子一起步行上学放学

如果你有孩子，要坚持步行陪孩子上学放学。步行接送孩子有什么好处呢？第一，现在家长都很忙，每天和孩子聊天交流的时间很有限，**如果步行接送孩子，这个时候和孩子聊天是一个增加感情的机会，**而且每天早晨的运动，可以使你和孩子头脑清醒并做好迎接一天的准备；第二，每天步行接送孩子，也是乐趣，开车或坐公交车则没有这种效果。

如果路途远了，也是把私家车、自行车停得离学校远一点，再步行陪孩子走几站路，你和孩子都锻炼了身体，又和孩子做了交流。

同样，不管男士、女士，在家里一定要多干家务，多打扫卫生。因为，那也是运动！**从现在起，家里边打扫卫生、洗衣服的活儿你都包了，你的丈夫或妻子一定会说，你变得越来越优秀了，而且你的身体也越来越健美，既锻炼了身体而且能瘦身，又增加了夫妻感情，多好啊。**

十、晚上参加活动时
　步行半小时往返

第一，晚上参加聚会、饭局、约会等活动时，不要开车，可以打出租车或乘坐公共交通工具，提前 3~5 站下车，再步行约半小时去聚会的地方和回家。

第二，如果晚上没什么急事，走 1 个小时路很轻松，自己一定要走路回家。

第三，活动结束后，如果有其他朋友顺路相送，一定要拒绝；如果路途较远，可先搭车，然后在中途下车，再步行回家。**但路上一定要注意安全哦。**

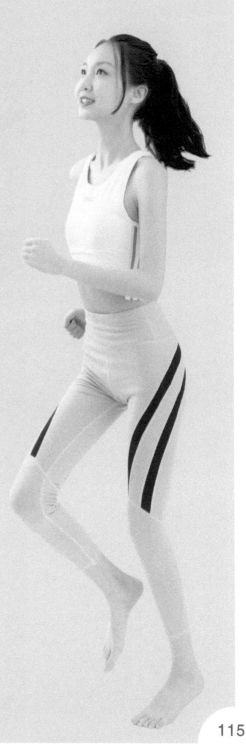

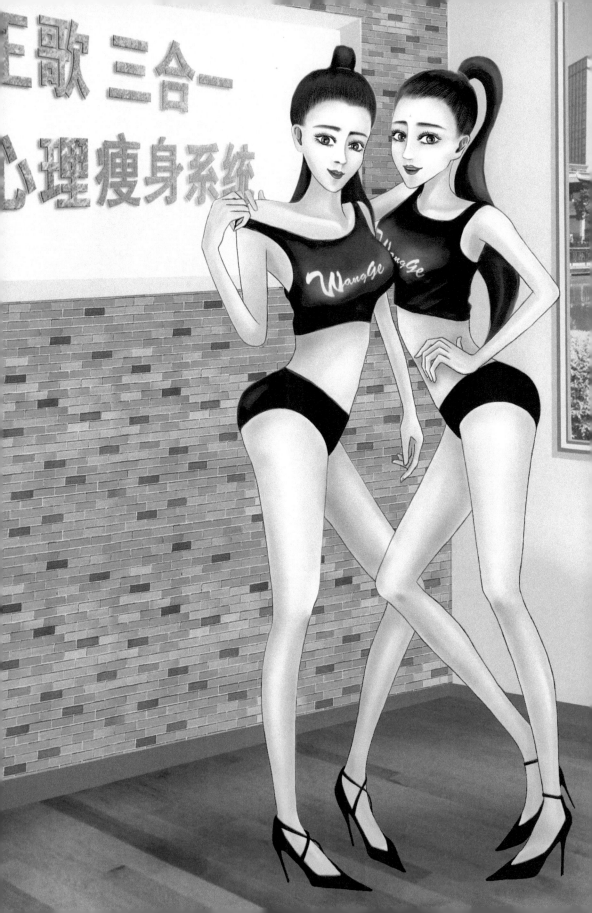

第五节

瘦身密码 "0"

一、每天坚持双 "0"

"76210" 瘦身密码中的 "0" 是什么意思呢？也有 2 层含义。

第一层含义是坚持每天不喝任何饮料，只喝温开水、鲜榨果汁。

第二层含义是坚持每天不吃炸、煎、熏、烤、烘焙、香肠、罐头、方便面、袋装小食品等容易发胖的食物。

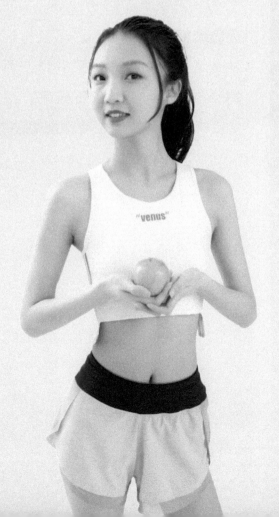

二、拒绝购买容易发胖的食品

（一）千万不要在肚子饿的时候去买食品

在肚子饿的状态下肯定会买过多的食物，因为那个时候总觉得自己能吃下很多东西，而回到家里以后会发现，根本吃不了那么多。

（二）要管好自己的钱包

一般来讲，钱包越鼓，买东西的冲动越强烈。同时，**买食品最好不用各种卡，尽量用现金来购买**。因为用卡的时候没有消费的真实感，买多少东西都不心疼。与其吃那些让人发胖的食物，**不如省下钱来，买一件心动已久的漂亮衣服，然后想象自己变瘦之后穿上那件衣服的美丽形象。**

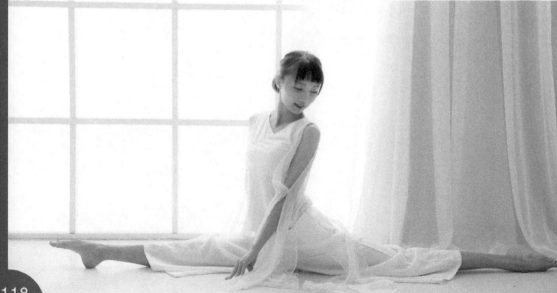

（三）在采购食品前要列出清单

下定决心，到了超市或商场，直奔目标，不要过多闲逛；远离糕点柜台、饼干柜台、膨化食品柜台、饮料柜台等，**不要经常考验自己拒绝诱惑的意志力。**

（四）绝不受打折促销诱惑

很多容易发胖的加工食品、饮料往往以"实惠包装""买一送一"为诱饵，诱惑得许多人大包大包买回家，然后迟早都会放进肚子。要记住，买东西的时候万不可以被这种小便宜所吸引，**要不断地告诉自己，有碍瘦身计划进行的食品，就是倒贴给钱也不能要！**

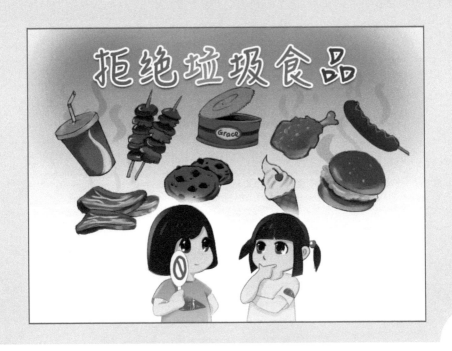

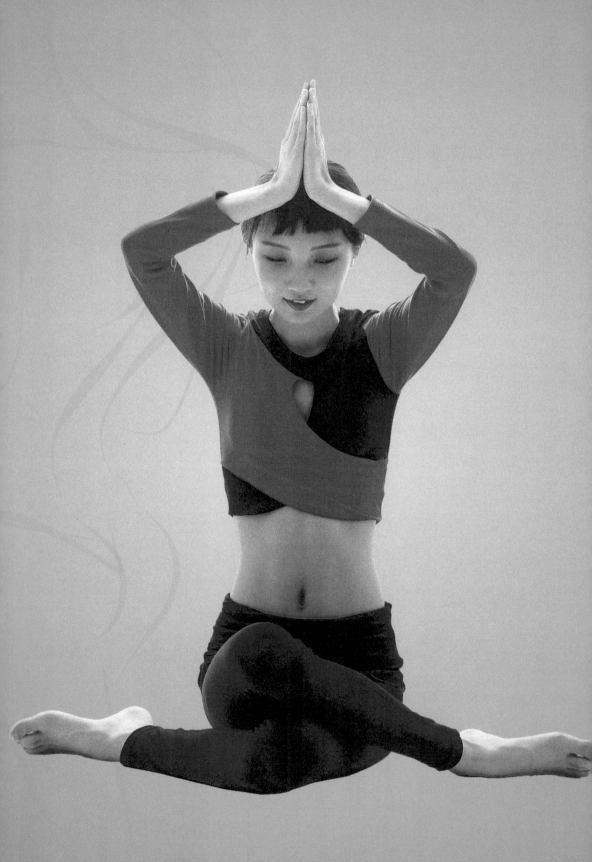

第 7 章

王歌吃饭瘦身6步圣经

瘦身就是一场修行，因为你的耐心和毅力在瘦身的同时都会得到提升。

——王歌

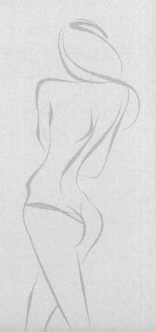

根据中国人的身体素质、饮食习惯等，我创立了"吃饭瘦身6步圣经"（证书见第123页），请你每次吃饭前，一定先看一遍并按照方法去做，只要坚持1~3个月，瘦身5~10千克没有问题。

第一步，和肠胃对话

每次准备吃饭前，先深呼吸3次让自己静下来，闭上眼睛和自己的肠胃对话，体会到底是真的肚子饿了，还是"假饿"嘴馋了呢？肥胖者大多数是嘴馋想吃东西而感到饿了，实际上肚子一点也不饿，身体并不需要补充能量。

所以，肚子饥饿和嘴馋的感觉是不一样的，当嘴想吃食物的时候，用心仔细感受一下肚子饿不饿就知道了。一定要记住，到了该吃饭的时候，只有肚子饿了才吃，肚子不饿就不需要吃，没有必要勉强自己去吃。偶尔一次不吃让肠胃休息一下，反而有益健康。要记住肚子饿与时间没关系，一定要相信自己有足够的能力控制食欲，而不是让食物去控制你。

第二步，饭前先喝1~2杯温开水

人体60%是水，水既是营养进入细胞的载体，又是体内毒素的运送者。当体内缺水时，大脑感觉到的是饿，这会引发你去吃身体尚不需要的东西。饭前半小时喝1杯温开水，既能排毒素和废物，又可以疏通肠道，加速新陈代谢，还可以稀释血液黏稠度、防治高血压等，最重要的是可以减少用餐的食量，轻松瘦身。

当人体缺水时，大脑识别不出身体是缺水还是饥饿，容易把缺水和饥饿这2种"信号"混淆在一起，全部当成进食需求。身体需要水而我们却在进食（假的饥饿），就容易发胖。那么，在吃饭前饮水，把这2种感觉分开，就会达到瘦身的效果。

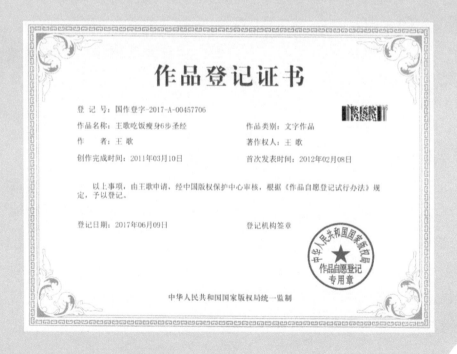

作品登记证书

登记号：国作登字-2017-A-00457706

作品名称：王歌吃饭瘦身6步圣经　　作品类别：文字作品

作　者：王歌　　　　　　　　　著作权人：王歌

创作完成时间：2011年03月10日　　首次发表时间：2012年02月08日

以上事项，由王歌申请，经中国版权保护中心审核，根据《作品自愿登记试行办法》规定，予以登记。

登记日期：2017年06月09日　　　　登记机构签章

中华人民共和国国家版权局统一监制

第三步，给自己定量

如果你真的感到肚子饿了，先别急着行动，吃饭前先用眼睛仔细观察美食并"享用"，试着从食物的形状、形态和颜色来观察。闭上眼睛仔细思考 2 分钟，让肠胃仔细感觉一下，吃多少就够，给自己定个量，让肚子自行决定，该吃多少就吃多少。同时你要告诉自己，当身体觉得吃够了时，要立即停止进食，不要因为贪图美味而不断地吃。

第四步，细嚼慢咽，享受美食

既然是你最喜欢吃的美食，就要像品尝美酒一样，把进食作为一种享受，学会专注享受品尝食物。怎么品尝享用呢？

（1）闭上眼睛，用嗅觉尽情地闻一闻，关注食物是什么味道。

（2）慢慢地把食物放入口里。请注意观察你的手，感觉筷子和勺子的温度，把食物慢慢地放入口中的这个过程，你是否感觉到自己在分泌唾液？

（3）慢慢地先品尝一小口，闭上双眼细嚼慢咽，注意感受食物在你口中散发的味道，你的舌头是如何活动的。

（4）视觉、触觉、嗅觉、味觉体验到后，接下来就是听觉了。在你嚼动的时候请注意聆听你口中的声音，请专注享受这种声音，并将食物完全嚼碎。

（5）开始吞咽食物的时候，要专注感受你咽下食物的过程，做完这一切后，再缓缓地睁开双眼。记住要一小口一小口地品尝，每一口都是这样极致地享受。

第五步，吃七成饱

吃到一半时一定要站起来转一转，欣赏一下周围的风景，20分钟后再坐下来感觉到底有多饱了，用心告诉自己吃七成饱就不能再吃了。当你这么做时，你将会感到相当美好而自豪，因为你知道现在你已做到了是你在掌控食物，而不是食物来掌控你。饭后不要立即坐卧，最好站立或散步半个小时。

第六步，感恩美食

吃完饭后，要用心感恩今天的食物，并在心里默默祈祷：今天的食物好美，我真的好喜欢，今天吃得好开心。我要感恩今天吃的食物给我的身体带来健康，而且会让我越来越健康，越来越苗条，越来越喜欢自己。

若在整个吃饭的过程中，**都能保持这样的正念觉知**，那么你与食物之间的关系就将发生切实的转变。**你将意识到，何谓一花一世界**。这才是品尝美食的意义所在。

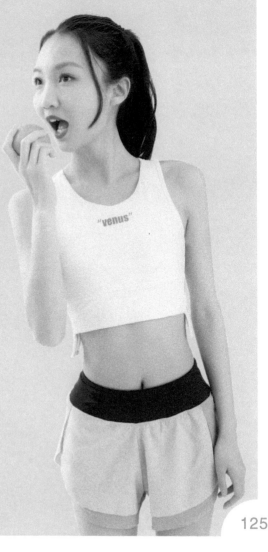

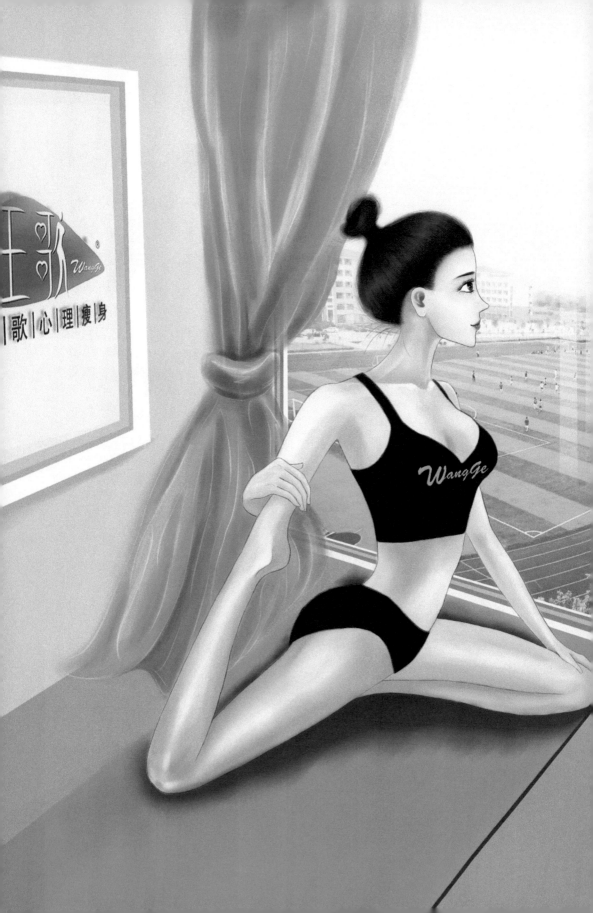

第 8 章

和自己的身体对话

瘦身就是一次愉快的身心灵之旅。

——王歌

第一节

紧身衣服瘦身法

找一件自己很想穿但却因身材较胖现在穿不上的衣服，或者买几件自己喜欢且瘦的漂亮衣服，挂在家中最明显的地方。每天试穿一下，相当于每天丈量自己的身体 1 次，想想如果不坚持瘦身，可能就不会有机会穿上它了。这个紧身衣服瘦身法，我也曾用过，很简单，也很实用。

平常要多穿紧身的衣服，不要穿过于宽松的衣服。研究显示，越胖的人越爱穿宽松的衣服，来遮掩自己的胖身材，但如果衣服太宽松，反而容易因为过度松懈而吃得更多。若是穿着紧身的衣服，可有效防止吃得太撑。

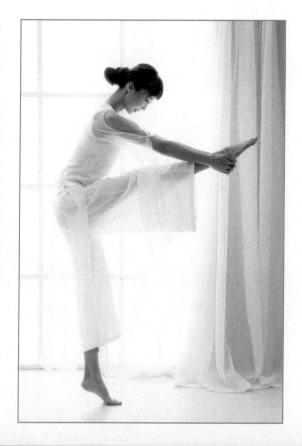

第二节

泡澡瘦身法

泡澡可以促进血液循环，加速新陈代谢，还可促进肾脏的血流，提高排除体内新陈代谢产物及某些废物的功用。而且，水的浮力可以让人从重力中解脱出来，将平时烦心的事情丢到九霄云外，大脑会分泌出快感荷尔蒙，让身心一起放松。

想象一下泡在浴缸里的自己，肯定不会有僵硬的表情，那就是一种放松的状态，在这种状态下将良好的想象注入心灵，它很快就会接受了。

（1）慢慢地进入水温适宜的浴缸里。在浴缸里放入个人喜好的花瓣或精油，或者一边哼歌一边泡澡，在浴缸里创造属于自己的休闲时光。

（2）等心情稳定下来以后慢慢地闭上眼睛。**"如果我瘦下来，会是什么样子呢？"具体地想象一下达到"理想的自己"之后的样子。**

（3）可以一边想象脸瘦下来后的样子一边洗脸，或者一边想象曲线玲珑的自己一边洗澡，这样洗浴时间将会变得非常开心愉快。

第三节

照片瘦身法

一、胖瘦照片对比法

找一张自己很苗条的照片和最胖时候的照片，贴在床头和镜子上面，每天起床和睡觉前，**把自己苗条时的照片和肥胖后的照片做个对比**，给自己一个警示：肥胖是多么难看！这样就会消除想妥协瘦身的念头，以此来激发自己的斗志，坚定瘦身的决心。

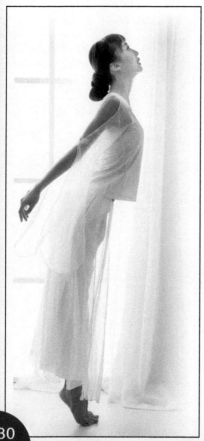

二、照片张贴法

好吃的食物都放在哪儿？答案是在厨房的冰箱里。即使敌不过食欲而将冰箱门打开，一旦看见贴在门上的自己以前苗条的照片和现在肥胖的照片，食欲马上会烟消云散，你就会关上冰箱的门。

第四节

照镜子瘦身法

家中无人时（或洗澡前），对着穿衣镜，观察一下自己的**裸体** 3~5 分钟。刚开始你可能会有些抵触，也可能会使你尴尬和感到羞涩，多观察几次就习惯了。**经常观察自己的裸体，会增加瘦身的动力。**

要集中注视自己最不满意的身体部位。当看到自己的小腹凸出的时候，有意识地挺直脊背，收紧小腹，如果觉得"平常也是这种感觉就好了"，就在日常生活中也尽量维持这个姿态，习惯以后就会将挺胸收腹当作一贯的姿态，身材也会更加挺拔。

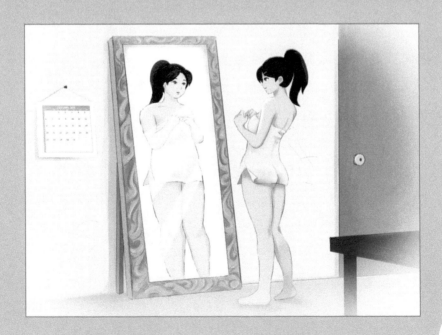

第五节

腹式呼吸瘦身法

一、腹式呼吸的好处

一般人自然呼吸常用的是胸式呼吸，很少会使用腹式呼吸。**而腹式呼吸，改变了固有的呼吸模式，不但可以帮助身体深层放松及加快新陈代谢，而且可以健身瘦身，提高身体免疫力。**持续做1个月后，腹部的赘肉会紧实平坦，瘦身效果明显。

二、方法

（1）选用自己舒适的坐姿或站姿（不要弯腰驼背）或者躺在床上，闭上眼睛，开始感受自己的一呼一吸。

（2）深深吸一口气，从1默数到6，向外扩张腹部，注意腹部逐渐像气球般鼓起来。

（3）止息，从1默数到3，用力夹臀。

（4）呼气时，从6默数到1，同时放慢速度缓缓吐气，向内收缩腹部，试着让裙子或裤子的皮带扣和肚皮的间隙变大。注意从鼻子呼气时的温度与速度。

（5）休息。从1默数到3，注意呼吸之间的感觉。

（6）重复吸气和呼气2步动作，保持节奏一致，最大限度地扩张和收缩腹部。腹部一张一缩可以锻炼腹部肌肉，让腹部变得平滑紧致。一天做数次，小腹很快会平坦。

三、随时随地练习腹式呼吸

（1）吃饭后。冥想，放松，专注呼吸。

（2）用餐时。如果进食太快，大脑来不及收到吃饱的信号，容易暴饮暴食，导致肥胖。如果在用餐的时候闭嘴咀嚼食物，同时练习腹式呼吸，能够放慢进食的速度，同时减少进食的数量。

（3）工作时。在电脑前工作，长时间不活动，不但会令人腰酸背痛，还会使小腹凸出。工作时如果记得用腹式呼吸，可以让小腹在静止状态时得到运动，还能随时纠正不良坐姿。

（4）泡澡时。躺在浴缸中，热水的浸泡能够使身心得到放松。如果此时闭目采用腹式呼吸，能够使血液循环更加畅通，同时加快体内新陈代谢，减脂排毒。

（5）运动时。运动的时候除了动作姿势正确外，正确的呼吸能够收到事半功倍的运动效果。尤其是大量需要腹肌的运动，采用腹式呼吸能够让腹肌得到更好的锻炼。

（6）开车时。长期开车容易造成运动不足，导致腹部肥胖。开车的时候采用腹式呼吸，既能够瘦腹，又能使体内吸入更多的氧气，从而使大脑更加清醒，开车也能更加集中精力。

第六节

让身体来决定该吃什么、吃多少

吃什么才能真正满足自身的需要呢？让我们倾听"自己身体的声音"，让身体来决定该吃什么、吃多少。要做到这样，就要让自己的心灵和身体都得到满足，要将注意力集中到自己的"身体感觉"上，这样才能够真正明白自己最想吃的是什么，该吃多少。

饮食指导原则：

（1）在开始吃食物前先喝1杯水。

（2）当肚子真的饿的时候再吃，而不是嘴馋了去吃。

（3）一定要细嚼慢咽，并保持觉知去吃。

（4）一旦感觉满足，就立即停止进食。

第七节

规定自己的每月"瘦身解放日"

很多人在瘦身开始的时候都会给自己制定一些规矩，但是大部分情况下，都不能很好地遵守这些规矩，最后只能充满挫败感地结束瘦身历程。

规定自己的"瘦身解放日"，有效地调控自己的心情，这样就不用特别强制自己如何如何，忍受的情绪也会少一些，最终能够在较少挫折感的情况下成功瘦身。

如果实在想吃就放松去吃，每月开心地吃一次。除非你有信心一辈子都不吃，否则与其一直忍耐，还不如每月大吃一顿，充分地满足食欲以后，自然就会觉得"已经吃足了，不需要再这样吃了"，之后再遵守规矩就可以了。吃完以后心情会放松很多，又会涌现很多想继续坚持瘦身的想法。而且，在吃完自己想吃的食物以后，人的精神状态更好，若是一再忍耐只会给自己压力，然后在某个刹那突然食欲大增开始狂吃。

所以，规定每月给自己一次真的想吃就吃的"解放日"，但是千万不能让自己完全松懈，一定要再次回到原来的状态。因为一旦松懈，瘦身的决心也可能就此打住。

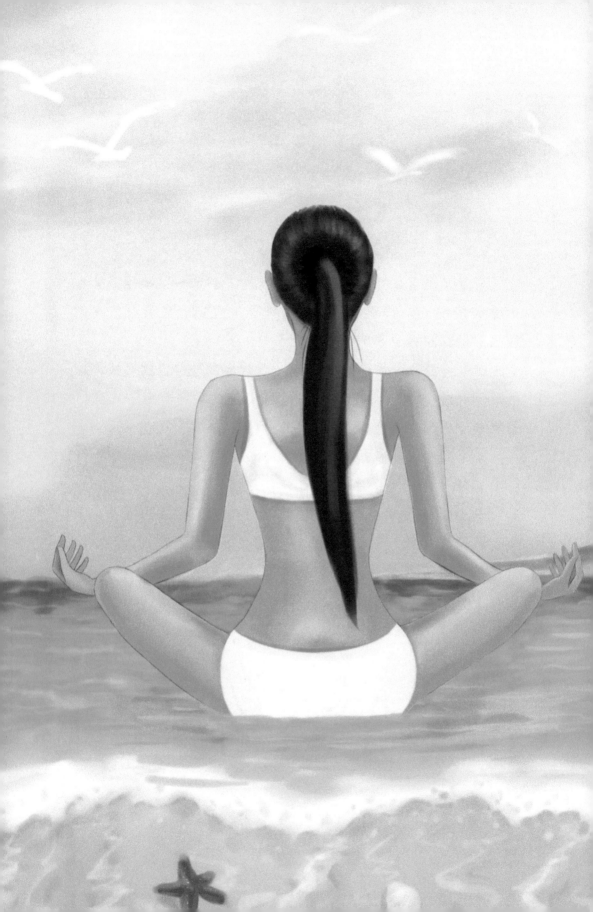

第 **9** 章

王歌心理瘦身的6个阶段

瘦身不是百米冲刺，而是马拉松长跑。

——王歌

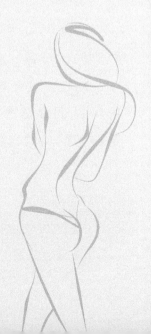

瘦身，最忌讳的就是着急，所谓欲速则不达，一口气是吃不成胖子的，所以瘦身也要慢慢来，要一点点地将体重减下去。**瘦身不是百米冲刺，而是马拉松长跑。**

很多瘦身心切的人，往往会在瘦身中途以失败告终。**因为急切的心情一般都无法持久，急于求成，反而忽略了胖人不良习惯的矫正过程是一个"水滴石穿"的过程。**相反，脚踏实地的人虽然没有那么多的"雄心壮志"，但是会一步一个脚印地矫正各种不良的生活习惯，在日积月累中，使瘦身的效果越来越明显。**而且正确的生活习惯建立起来之后，也可以避免后期反弹现象的发生。**

第一阶段：坚持1个月，小有收获

俗话说，"江山易改，本性难移"，第一个月也是瘦身最艰难的1个月，但只要能坚持下来，以后就会越来越容易。

此时，你应当为自己的努力鼓一次掌，因为曾经那么懒惰的你，也会变得这么优秀；**你也能控制自己的食欲，并喜欢走路运动。给自己加油吧！**

第二阶段：坚持 3 个月，初步成功

坚持瘦身 3 个月，身材不仅比原来苗条多了，**更重要的是让你发胖的不良习惯也改变了好多**。祝贺你在瘦身的道路上，又前进了一步。

现在优秀的你，该给自己奖励点什么呢？想一想，今天就行动，鼓励一下那么优秀的自己吧！

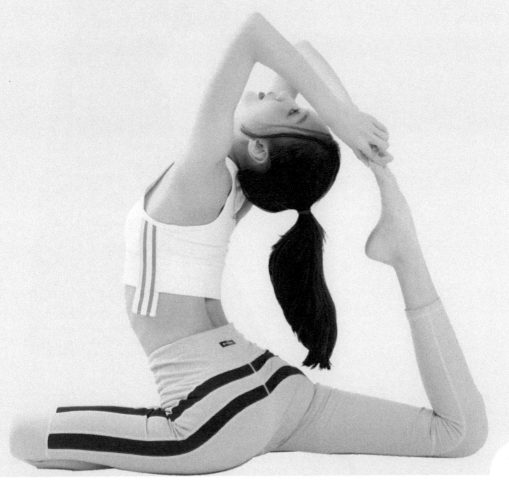

第三阶段：坚持 6 个月，步入轨道

只有能坚持瘦身 6 个月以上，才算是步入正常轨道。也就是说，也许你已经成功瘦身10千克了，可在瘦身不反弹的道路上，其实你才刚刚开始，还谈不上瘦身成功，如果现在有一点点的松懈或放弃，就会前功尽弃。

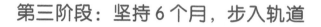

给自己加油吧，相信自己是最棒的，相信自己一定会瘦身成功的。

140

第四阶段：坚持1年，目标完成

今天，优秀的你已经坚持瘦身 1 年啦，相信你一定取得了非凡的成果，成功减重10千克、15千克或者更多，相信大部分人的瘦身目标都已经完成：身材不但达到了正常标准，身体也越来越健康，**已经养成了成功瘦身的习惯，改掉了原来70% 发胖的内因**。更重要的是， 1 年来你的身体完成了"质"的飞跃，已经接纳了你现在的饮食方式和运动规律，你和你的身体已经进入正常健康瘦身的轨道。

但我作为你的导师，还是要很严肃地告诉你，不要以为你的瘦身旅程已经结束了，其实在瘦身的道路上你才走了一半。**因为如果你现在放弃会有50% 的反弹概率**。接下来，保持现在良好的生活习惯很关键。

因为，**防止反弹比瘦身更重要，瘦身与反弹是一场持久战。**

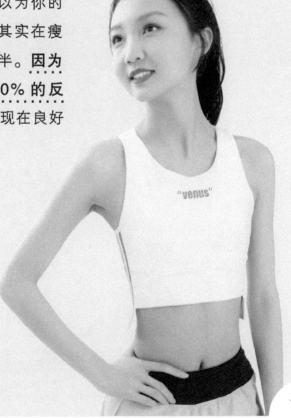

第五阶段：坚持2年，脱离反弹

现在，你已经成功坚持瘦身1年了，鼓励自己再坚持瘦身1年，你就脱离反弹的怪圈啦。

瘦身不是百米冲刺，而是马拉松长跑。要想真正瘦身成功，不是一眨眼的工夫就能看到成果，而是要像马拉松长跑一样，在瘦身的道路上也要经过平地、上坡、下坡等各种各样的路况以及各种突发的气象状况。**虽然你已经瘦身成功了，但还需要再经过第2年春夏秋冬四季的巩固期，最终才能到达目的地。**

虽然反弹的"怪圈"很难突破，但我们还是可以在一定程度上加以克服。其方法就是在坚持瘦身1年，达到标准体重

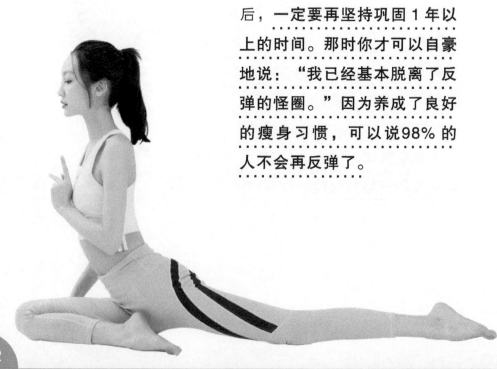

后，**一定要再坚持巩固1年以上的时间。那时你才可以自豪地说："我已经基本脱离了反弹的怪圈。"** 因为养成了良好的瘦身习惯，可以说98%的人不会再反弹了。

第六阶段：坚持3年，修成正果

　　勇敢的你已经坚持瘦身2年了，可以说你现在是一名真正的"瘦身勇士"了。但我作为你的导师，还是希望你再坚持瘦身1年，那样才算是修成正果。

　　马拉松长跑参赛者，在到达长跑终点之后，还要适当做些慢跑和伸展运动来完成最终的放松。瘦身是一样的，要想真正不反弹，**一定要坚持瘦身习惯3年，才能真正地做到100%终身不反弹**（体重浮动1.5~2千克是正常现象）。因为通过3年的坚持，你已经100%保持了瘦身的习惯，如果让你改回原来的旧生活模式，你反而不习惯，那才是100%瘦身成功，才是真正的改变。

　　记住，世上无捷径，只有坚持3年瘦身才能算是"修成正果"。今后你将会终身保持良好的瘦身习惯，**除了因疾病等特殊情况外，你一辈子也不会反弹复胖。不仅是瘦身，世间万事皆是这个道理。**

　　另外，你不是孤军奋战。为了帮你坚持走过3年，**"王歌三合一心理瘦身系统"专门提供了"死党、团队、圈子"等实战工具**，有一群热情的瘦身战友一起在帮助你，改变使你发胖的不良习惯，从而达到永不反弹的效果。这也正是"王歌三合一心理瘦身系统"的秘密所在。

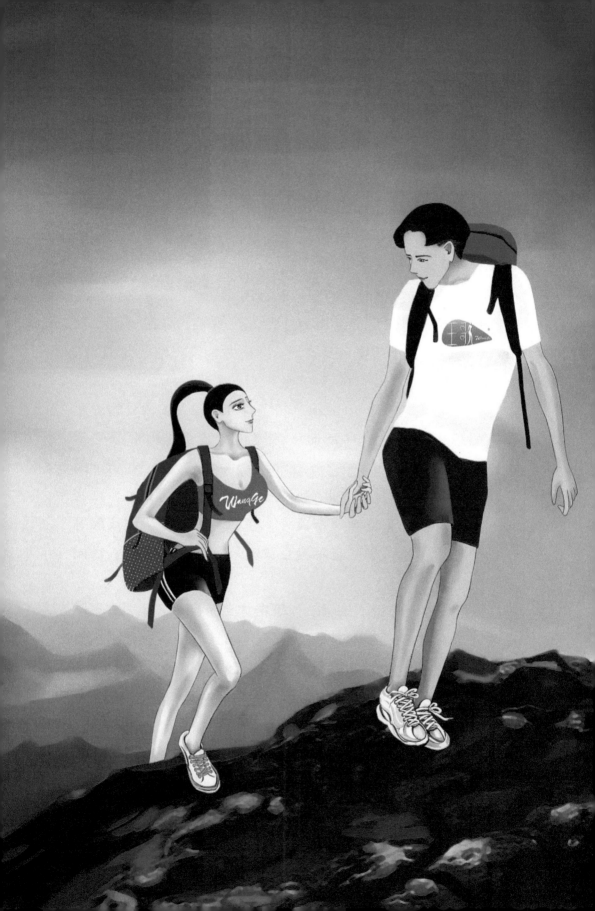

第 ⑩ 章

我们将如何帮助你

王歌心理瘦身，为你提供"科学瘦身不反弹"整体解决方案和一站式服务。

——王歌

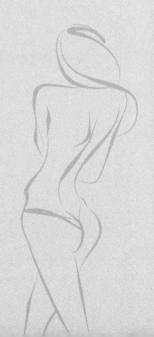

第一节

看上去简单，做到却不容易

恭喜你已经读完这本书。瘦身是一门既浅又深的学问，简单时唾手可得；不简单时，却又那么高深莫测，令人无时无刻不敬畏于生命的无尽奥秘……

一部分读者阅读了本书之后，立即采取行动成功瘦身。遗憾的是，大部分读者**即使看完了本书也做不到知行合一，还是没能成功瘦身**。也就是说，本书中的心理瘦身技术系统，看上去很简单，其实要想真正做到，也没那么容易。为什么呢？**因为人天性太懒惰了**。所以，要想真正瘦身成功，绝不仅仅只靠一本图书、一次课程、一场演讲就能实现。

因此，如果你真的想要瘦身成功，请访问我们的心理瘦身官方网站（www.wangge.vip）进行瘦身咨询。无论你身在何地，随时都可以接受专业的瘦身指导师在线指导，了解其不断更新的各种瘦身讲座活动等信息。

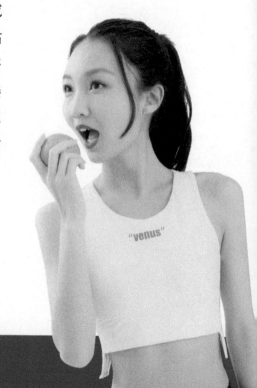

第二节

王歌心理瘦身，帮你成功瘦身

在撰写本书的过程中，我非常敏锐地意识到，这本书产生的影响力是有限的。**因为人类的通病就是"知道却做不到"**。全世界的人都知道"少吃多运动"就能成功瘦身，为什么还有那么多肥胖者呢？也就是说，不管你知道多少种成功瘦身的方法，**如果你没有知行合一，没有去行动，你永远也不可能自动瘦身。**

另外，你在本书中读到的所有内容，只是"王歌三合一心理瘦身系统"的理论系统和技术系统内容，**还有30%"实战系统"**的核心精华内容需要因人施教、量体裁衣，只有真诚互动，才能彻底解决"知道却做不到"的问题。

所以，大部分人要想真正瘦身成功，还是要依靠强大的"王歌三合一心理瘦身系统"。只有在专业瘦身指导师的具体指导和帮助下，遵循"科学瘦身不反弹"整体解决方案和一站式服务，才能真正成功瘦身。

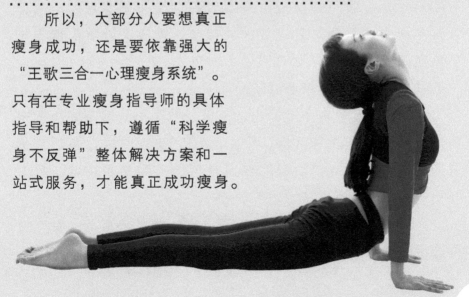

第三节

坚持不懈，直到瘦身成功

在古老的东方，挑选小公牛到竞技场格斗有一定的程序，它们被带进场地，向手持长矛的斗牛士攻击，裁判以它受戳后再向斗牛士进攻的次数多少来评定这头公牛的勇敢程度。

从今往后，我须承认，我的瘦身生活里每天都在接受类似的考验。如果我坚忍不拔，勇往直前，迎接挑战，那么我一定会瘦身成功。

坚持不懈，直到瘦身成功。

我不是为了失败才来到这个世界上的，我的血管里也没有失败的血液在流动。我不是任人鞭打的羔羊，我是猛狮，不与羊群为伍。我不想听瘦身失败者的哭泣、抱怨者的牢骚，这是羊群中的瘟疫，我不能被它传染。瘦身失败者的屠宰场不是我命运的归宿。

坚持不懈，直到瘦身成功。

生命的奖赏远在旅途终点，而非起点附近。我不知道要走多少步才能达到瘦身目标。踏上第1000步的时候，仍然可能遭到失败。但瘦身成功就藏在拐角后面，除非拐了弯，我永远不知道还有多远。

前进一步，如果没有用，就再向前一步。事实上，每次瘦身进步一点点并不太难。

坚持不懈，直到瘦身成功。

从今往后，我承认每天的瘦身行动就像对参天大树的一次砍击，初始几刀可能了无痕迹，每一次砍击看似微不足道，然而累积起来，巨树终会倒下。这恰如我今天的努力，就像冲洗高山的雨滴，吞噬猛虎的蚂蚁，照亮大地的星辰，建起金字塔的奴隶，我也要一砖一瓦地建造起自己瘦身的生活习惯，因为我深知水滴石穿的道理，只要持之以恒，什么都可以做到。

坚持不懈，直到瘦身成功。

我绝不考虑失败，我的字典里不再有放弃、不可能、办不到、没法子、成问题、失败、行不通、没希望、退缩……这类愚蠢的字眼。我要尽量避免绝望，一旦受到它的威胁，立即想方设法向它挑战。我要辛勤耕耘，忍受苦楚。我放眼未来，勇往直前，不再理会脚下的障碍。我坚信，沙漠尽头必是绿洲。

坚持不懈，直到瘦身成功。

从今往后，我要坚决按照王歌导师瘦身成功的密码去行动。过去的是非成败，我全不计较，只抱定我一定能成功瘦身的信念，明天会更好。当我精疲力竭时，我要抵制回家的诱惑，再试一次。我一试再试，争取每一天的瘦身成功，避免以失败收场。我要为明天的瘦身成功播种，在别人停滞不前时，我要继续拼搏，终有一天我会瘦身成功。

坚持不懈，直到瘦身成功。

只要我一息尚存，就要把瘦身坚持到底，因为我已深知瘦身成功的秘诀！

坚持不懈，直到瘦身成功。

第四节

现在就付诸行动

　　瘦身不能一拖再拖，是要马上开始行动，而不是要等吃完最后的一次大餐；是现在就要付诸瘦身行动，而不是等到明天。

　　一张地图，无论内容多么详尽，比例多么精确，它永远不能带着它的主人在地面上移动半步；一个国家的法律，无论多么公正，永远不可能防止罪恶的发生。任何瘦身成功的宝典，即使是王歌导师的瘦身法宝现在已在你手中拥有，永远也不可能让你自动瘦身。只有行动才能使地图、法律、瘦身宝典、梦想、计划、目标具有现实意义。行动，像食物和水一样，能滋润你，使你瘦身成功。

　　所以，你现在就要付诸瘦身行动，而不是等到明天。

　　不把今天的事情留给明天，因为明天是永远不会来临的。现在就付诸瘦身行动吧！即使是瘦身失败，也总比坐以待毙好。行动也许不会结出快乐的果实，但没有行动，所有的瘦身果实都无法收获。

　　所以，你现在就要付诸瘦身行动，而不是等到明天。

　　立即行动！立即行动！立即行动！从今往后，你一定要一遍又一遍，每时每刻重复这句话，直到成为习惯，好比呼吸一般；成为本能，好比眨眼一样。有了这句话，你就能调整自自己的情绪，迎接每一次瘦身的挑战。

所以，你现在就要付诸瘦身行动，而不是等到明天。

瘦身不是等待。如果你迟疑，苗条身材会永远弃你而去。只有行动，才能决定你瘦身的成功。若要加倍你的成功保证，你必须加倍努力。你要知道如果不付诸行动，你的瘦身将毫无意义。

所以，你现在就要付诸瘦身行动，而不是等到明天。

要知道，当你按照王歌导师的要求付诸行动后，奇迹就会在你身上发生，你会越来越自信，越来越爱自己；你也一定会瘦身成功的，一定会成功的！

所以，你现在就要付诸瘦身行动，而不是等到明天。

成功不是等待。如果你迟疑，成功瘦身就会投入别人的怀抱，永远弃你而去。

此时、此地、此人，从今天起，请家人和朋友监督你的行动！

你现在就要付诸瘦身行动，现在就要付诸瘦身行动！

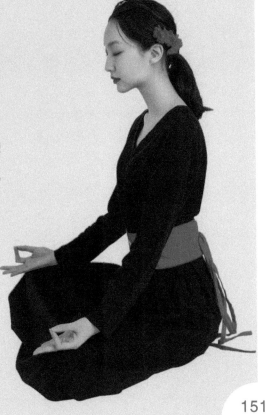

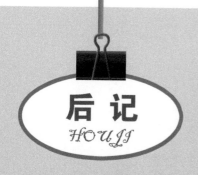

超越自己，才能脱胎换骨

　　老鹰是世界上寿命最长的鸟类，它一生的年龄可达70岁，但在40岁时必须作出困难却重要的决定。当老鹰活到40岁时，它的爪子开始老化，无法有效地抓住猎物；它的喙变得又长又弯，几乎碰到胸膛；它的翅膀变得十分沉重，使得飞翔十分吃力。那时它有2种选择：一是坐以待毙；二是经过一个十分痛苦的超越自己的过程，才能脱胎换骨。

　　150天漫长的操练，它必须很努力地飞到山顶，在悬崖上筑巢，停留在那里，不得飞翔。老鹰首先用它的喙击打岩石，直到完全脱落，然后静静地等候新的喙长出来。它会用新长出的喙把指甲一根一根地拔出来。当新的指甲长出来后，它们便把羽毛一根一根地拔掉。5个月以后，新的羽毛才能长出来。老鹰终于超越自己开始飞翔，脱胎换骨后又能过30年的新生岁月！

　　老鹰的蜕变过程是痛苦的，要付出高昂的代价：脱胎换骨是挑战它的生命极限，但唯有经历痛苦才能实现生命的超越，才能使宝贵的生命重新焕发光彩。执着的老鹰不是选择放弃自己的生命，而是选择与命运抗争，用鲜血和毅力书写了鸟类旗手的悲壮与豪迈，所以老鹰是当之无愧的鸟中之王。

超越自己，才能脱胎换骨！

老鹰作为一只鸟，尚且知道超越自己才能脱胎换骨的道理。而人，作为大自然的精品、造物主的杰作，其谋略和智慧远在老鹰之上。可是在现实生活中，有许多人常常发誓要瘦身，结果稍遇坎坷就迷茫困惑，稍经历风雨就灰心丧气，甚至怨声载道、叫苦连天，最终因为未能超越自己而瘦身失败。

超越自己，才能脱胎换骨！

你真的想要瘦身吗？你真的想要演绎自己精彩的人生吗？如果是，就必须向老鹰学习，不是选择放弃自己的生命，而是选择与命运抗争！你要下定锲而不舍的决心超越自己，脱胎换骨你才可以重新飞翔，不要因为在瘦身路上遭遇暴风骤雨就从此怀疑蓝天彩霞。那么，你准备好了吗？

超越自己，才能脱胎换骨！

2021年3月20日（国际幸福日）

你的身材，反映出你的修养

爱自己就赶快瘦身吧！

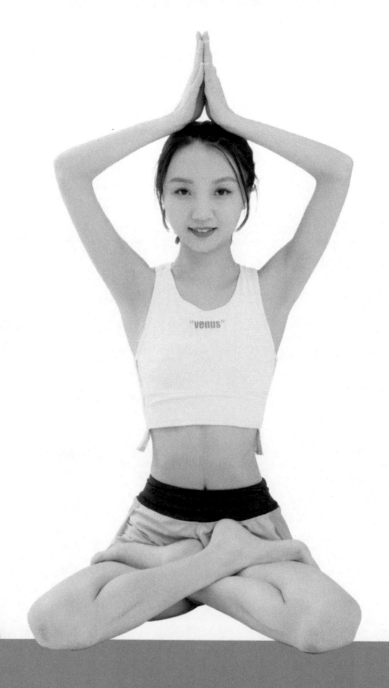

感恩我的父母给予我无尽的爱与支持

感谢我的妻子，在背后默默无闻地大力支持我的工作

也感谢我的两个宝贝女儿，感谢你们来到我的生命中

带给我惊奇快乐，并让我更爱自己

我只有通过文字将你们的爱融入本书的内容之中

我对你们的爱远远胜过你们所知道的

2021年4月16日（特别纪念日）

战略合作

    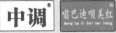

爱心形象大使

刘芳瑜

高级瑜伽导师

身心灵文化传播者

瑜伽协会主席

特约摄影师：南枫

首席美术插图

秦磊

陕西省美术家协会会员

《音乐天地》创作版美术编辑

插图

钟志明

We&Me Studio 设计总监

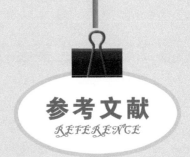

参考文献
REFERENCE

【1】 闲坐小窗. 你的身材反映出你的修养[J].伴侣，2014.

【2】 赵洪. 肥胖病[M].福州：福建科学技术出版社，2001.

【3】 （美）奥格·曼狄诺. 世界上最伟大的推销员[M].安辽译. 北京：世界知识出版社，2002.

【4】 边疆. 生命教练[M].北京：北京师范大学出版社，2006.

【5】 易发久. 领袖的风采[M].北京：电子工业出版社，2009.

【6】 王歌.中华辟谷养生[M].西安：陕西科学技术出版社，2016.

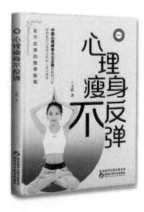
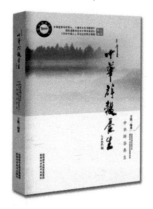
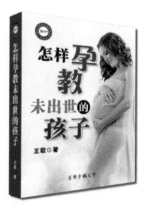

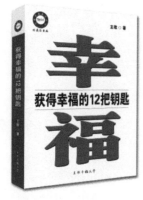
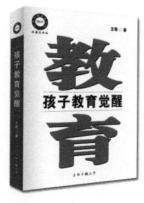
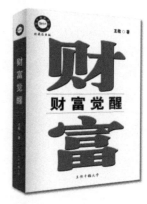

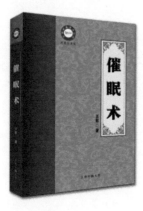
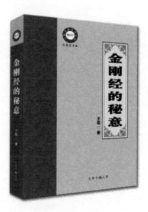
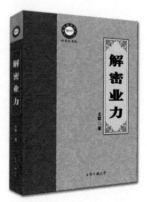